OBESIDADE

Catherine Francis

OBESIDADE

Dicas e estratégias
para emagrecer
e manter o peso

Dados Internacionais de Catalogação na Publicação (CIP)
(Câmara Brasileira do Livro, SP, Brasil)

Francis, Catharine
  Obesidade : dicas e estratégias para emagrecer e manter o peso / Catharine Francis ; [tradução Vera Barkow]. – São Paulo : Paulinas, 2016. – (Coleção saúde e bem estar)

  Título original: Firts steps out of weight problems.
  ISBN 978-85-356-4147-9

  1. Dietas para emagrecer 2. Emagrecimento 3. Nutrição 4. Obesidade 5. Obesidade - Aspectos endócrinos I. Título. II. Série.

16-02567
CDD-613.25
NLM-WI 380

Índice para catálogo sistemático:
1. Obesidade : Dietas para controle : Promoção da saúde   613.25

© 2012 Catherine Francis. Edição original publicada em inglês
com o título *First steps out of weight problems* por Lion Hudson plc, Oxford, Inglaterra.
© Lion Hudson plc 2012.

1ª edição – 2016

Direção-geral:	*Bernadete Boff*
Editora responsável:	*Andréia Schweitzer*
Tradução:	*Vera Barkow*
Copidesque:	*Ana Cecilia Mari*
Coordenação de revisão:	*Marina Mendonça*
Gerente de produção:	*Felício Calegaro Neto*
Projeto gráfico:	*Jéssica Diniz Souza*
Diagramação:	*Manuel Rebelato Miramontes*
Imagem de capa:	*©davizro - Fotolia.com*

Nenhuma parte desta obra poderá ser reproduzida ou transmitida por qualquer forma e/ou quaisquer meios (eletrônico ou mecânico, incluindo fotocópia e gravação) ou arquivada em qualquer sistema ou banco de dados sem permissão escrita da Editora. Direitos reservados.

Paulinas
Rua Dona Inácia Uchoa, 62
04110-020 – São Paulo – SP (Brasil)
Tel.: (11) 2125-3500
http://www.paulinas.org.br – editora@paulinas.com.br
Telemarketing e SAC: 0800-7010081

© Pia Sociedade Filhas de São Paulo – São Paulo, 2016

SUMÁRIO

Por que ler este livro? 11

Introdução 13
De volta ao básico 13
É hora de assumir o comando 14

1. Você precisa perder peso? 17
Por que você deveria perder peso? 18
Agora é com você! 20
Quanto peso você precisaria perder? 21
Índice de Massa Corporal 21
Encontre sua escala de peso da maneira fácil 22
Medidas abdominais 24
Percentual de gordura corporal 24
Agora é com você! 24
Quando não se deve perder peso 26

2. Por que você tem excesso de peso? 29
Porções maiores 29
Alimentar-se com refeições prontas 29
Comer na correria 30
Passar muito tempo sentado 30
Calorias escondidas 31

Desacelerando com a idade 31
Agora é com você! 31
As desculpas que usamos 32
Comer emocional 33
Agora é com você! 34
Por que as dietas anteriores falharam? 34
Um problema médico pode estar causando ganho de peso? 37
Agora é com você! 39

3. Como a perda de peso realmente funciona 41
A equação da energia 41
Diga "não" a dietas radicais 43
Devagar, mas sempre, ganha-se a corrida 45
Agora é com você! 46
Preparando-se para perder peso 47
Agora é com você! 48

4. Comer para perder peso 49
Contagem de calorias 49
Contagem de gordura 50
Controle das porções 51
"Pontos" de programas de emagrecimento 51
Agora é com você! 52
Alimente seu corpo 52
Agora é com você! 55
O que são alimentos com baixo IG? 56

5. Fazendo sua dieta funcionar 59
Café da manhã 59
Almoço 60

Jantar 61

Lanches 61

Estratégias para manter a linha 62

Agora é com você! 63

Trocas alimentares simples 64

Não se torne uma Cinderela 65

6. Exercitar-se é importante 69
Os benefícios de ficar em forma 69

Três tipos de exercícios 71

Aquecer-se e resfriar-se 74

O detonador de gordura secreto 75

Agora é com você! 76

7. Fazendo o exercício funcionar 77
Encontre algo de que goste 77

Agora é com você! 78

Começando 78

Seu *kit* de *fitness* 80

Estratégias para não desistir 82

Mantenha-se ativo diariamente 83

8. Outras formas de ajudar na perda de peso 85
Nunca pule o café da manhã 85

Durma pelo menos 8 horas 86

Beba bastante líquidos 87

Coma devagar 88

Diminua o sal 89

Coma pouco e com frequência 90

Diminua o estresse 90

Agora é com você!..91
Cirurgias para perda de peso 92

9. Mantendo a motivação 95
1. Estabeleça pequenas metas 95
2. Faça um diário de dieta..96
3. Registre seu progresso..97
4. Mantenha-se motivado...98
5. Tenha pessoas a seu redor..98
6. Pense positivo..99
7. Não guarde as roupas "grandes".......................................100
8. Participe de um grupo de emagrecimento.........................100
9. Vista-se para impressionar 101
10. Visualize..102
Agora é com você!..103

10. Manter o peso ideal para sempre................................... 105
Ache um meio-termo para ser feliz 105
Continue se exercitando 106
Tenha uma estratégia pronta 107
Sete segredos de pessoas magras...108
1. Sempre tome o café da manhã 108
2. Somente coma quando sentir fome......................................109
3. Pare quando estiver satisfeito 109
4. Mantenha-se ativo 109
5. Veja a comida como combustível..110
6. Sente-se à mesa 110
7. Coma primeiro o que deve, e depois o que gostaria...............110
Agora é com você!..111

Para a família 113
   Esteja disposto a adaptar seus hábitos alimentares 114
   Esteja preparado para participar de atividades 115
   Dê um tempo extra a ele..115
   Mantenha-o encorajado 116

POR QUE LER ESTE LIVRO?

- Você está lutando para perder peso?
- Você já tentou várias dietas, mas desistiu?
- Você está preocupado com implicações de saúde a longo prazo, pelo fato de estar com excesso de peso?

Se for o seu caso, este livro é dirigido a você.

Esta não é mais uma daquelas propostas de soluções milagrosas. Você pode até ter tentado coisas do tipo, mas a esta altura já sabe que elas não funcionam e não são adequadas.

Esta obra lhe apresentará os fatos e ajudará a:

- entender por que ganha peso;
- encontrar uma dieta e um plano de exercícios adequados a você e a seu estilo de vida;
- perder peso lenta e sustentavelmente – e não o ganhar de volta.

Aqui você encontrará tudo que precisa saber para se transformar em uma nova pessoa, mais esbelta e mais saudável.

INTRODUÇÃO

Você se importa com seu excesso de peso? Seus amigos, sua família ou seu médico manifestaram preocupação sobre o fato de seu peso estar afetando a sua saúde? Isso está prejudicando sua confiança, sua autoestima e sua felicidade? Talvez você já tenha tentado emagrecer muitas vezes no passado, perdendo as esperanças de que possa algum dia realmente conseguir.

Se for esse o caso, você não está só. Mais da metade das pessoas está neste momento sofrendo com o excesso de peso. Os quilos a mais podem afetar dramaticamente sua saúde e qualidade de vida, e até mesmo diminuir a expectativa de vida. Contudo, você não está condenado a permanecer assim para sempre. Armado com um pouco de conhecimento e de determinação, você pode voltar a ser saudável – e permanecer assim.

De volta ao básico

A obesidade tornou-se um grande negócio. Basta dar uma olhada nas bancas de jornais ou na seção de dietas das livrarias para ficar desnorteado com a diversidade de dietas e propostas de exercícios, cada uma prometendo ser a chave para a perda de peso sem esforço. Acrescente a isso os incontáveis anúncios de medicamentos e fórmulas para substituir refeições e as clínicas de emagrecimento. Tudo isso sobrecarrega e deixa a pessoa com vontade de desistir, antes mesmo de ter começado.

Este livro foi elaborado para levá-lo de volta ao básico. Esqueça os artifícios, os modismos e as dietas famosas. O guia dos iniciantes explicará de modo simples como você ganhou os tais quilos indesejados – e como pode livrar-se deles, por meio de mudanças fáceis em sua dieta e níveis de atividade. Passo a passo, ele o orientará a perder peso de modo saudável e sensato e de forma adequada a seu estilo de vida.

É hora de assumir o comando

Ao compreender como seu corpo funciona, você pode assumir controle de seu peso. Aqui aprenderá a calcular quanto peso realmente precisa perder (ou, talvez, a perceber que não precisa perder peso). Você entenderá como pode trabalhar com seu corpo para reduzir gradualmente a gordura extra e alcançar a medida ideal. Nem todas as sugestões funcionarão para você, pois você é um indivíduo único – mas poderá selecionar e escolher os métodos que mais lhe agradarem.

Vencer o problema de excesso de peso nunca é fácil – isso requer compromisso, e de vez em quando você cairá em tentação. Assim, encontre estratégias práticas, experimentadas e testadas para impulsionar sua motivação e mantê-lo na linha. Há também dicas para incrementar a habilidade de seu corpo a fim de que libere as reservas de gordura com maior eficiência e, assim, ao alcançar o peso ideal, você terá algumas ferramentas para mantê-lo sempre assim.

Há também histórias animadoras de companheiros "emagrecidos" que venceram seus "demônios da dieta" e que agora desfrutam de uma vida nova e saudável. Se eles conseguiram, você também pode conseguir!

1. VOCÊ PRECISA PERDER PESO?

Se você está acima peso, certamente não é o único. Aqui, no mundo ocidental, estamos passando por uma "epidemia de obesidade". No Reino Unido, mais da metade dos adultos está acima do peso e um quinto é obeso – número que praticamente triplicou desde 1980. Nos EUA e na Austrália, a situação é até pior – mais de 60% da população adulta tem excesso de peso e mais de um quarto é obesa. No Brasil, segundo pesquisa realizada pelo Ministério da Saúde, 51% da população está acima do peso e 17% é obesa.

Os problemas de peso também estão aumentando entre as crianças. Até nossos animais de estimação estão desenvolvendo problemas de saúde relacionados ao peso!

Estar acima do peso não é algo pelo qual você deva se sentir culpado ou envergonhado, uma vez que os estilos de vida modernos facilitam bastante que tal fato aconteça. Todavia, isso pode afetar de forma dramática sua saúde, qualidade de vida e autoestima. Na verdade, a obesidade é atualmente uma das principais causas evitáveis de morte prematura. Então, parabéns por decidir entrar em ação e enfrentar o problema de peso.

> **DETONANDO MITOS**
>
> **Somente pessoas gulosas e preguiçosas sofrem com excesso de peso.**
>
> Como mamíferos, somos programados a comer e ganhar peso quando possível, para podermos passar por tempos de fome e de escassez. Contudo, em nosso mundo ocidental moderno, a escassez de alimentos é algo raro, e a constante oferta de alimentos altamente calóricos e gordurosos, combinada com vidas cada vez mais inativas, pode facilmente levar a problemas de peso.

Por que você deveria perder peso?

Sua motivação a se livrar dos quilos em excesso pode estar mais ligada a sua aparência do que ao modo como você se sente. Com toda certeza, é verdade que emagrecer pode realizar milagres em sua confiança e autoestima. Contudo, manter um peso saudável apresenta inúmeros benefícios bem mais importantes para sua saúde e qualidade de vida. Se você está acima do peso ou é obeso, retornar à faixa de peso ideal recomendada pode:

- diminuir o risco de doenças cardíacas, hipertensão, acidente vascular cerebral, diabetes tipo 2 e colesterol elevado. Os homens apresentam riscos elevados de doenças cardiovasculares devido aos locais de acúmulo de gordura no

corpo. Se já apresenta tais condições físicas, perder peso pode melhorá-las, e você pode ser capaz de reduzir sua dose de medicamentos ou até mesmo parar de tomá-los;
- reduzir a probabilidade de desenvolver doenças renais, gota, cálculos biliares, gordura no fígado e certos tipos de câncer, inclusive de mama, útero e cólon;
- melhorar a mobilidade e reduzir o risco de osteoartrite, problemas de coluna e de articulações, e a probabilidade de precisar de uma prótese de quadril ou de joelho no futuro;
- elevar os níveis de energia e facilitar suas atividades sem se sentir exausto ou com falta de ar, além de diminuir a transpiração;
- melhorar os padrões de sono e reduzir a apneia do sono (quando a respiração irregular o acorda regularmente durante a noite, deixando-o cansado durante o dia). Perder peso pode também reduzir o ronco (seu/sua parceiro/a vai lhe agradecer!);
- elevar a libido e melhorar sua vida sexual;
- reduzir o risco de incontinência de estresse (vazar urina ao rir ou tossir);
- melhorar a fertilidade (tanto em homens quanto mulheres) e elevar as chances de concepção. Para as mulheres, estar com um peso saudável ajudará a regular o ciclo menstrual e, se engravidar, reduzirá o risco de pré-eclâmpsia, complicações de parto e cesariana.

Perder uma quantidade modesta de peso pode melhorar significativamente sua saúde e seu bem-estar e acrescentar anos à sua expectativa de vida. Então, está esperando o quê?

O QUE AS PESSOAS DIZEM...

Pesando 110 kg, eu achava meu emprego como professora do ensino primário uma verdadeira luta. Não tinha energia e muitas vezes sofria com falta de ar. Eu tinha dores nas articulações, ia ao banheiro várias vezes durante a noite e meu médico alertou-me de que corria o risco de desenvolver diabetes tipo 2. Peguei papel e caneta e fiz uma lista com os motivos para desejar emagrecer, como, por exemplo, melhorar minha saúde, ser capaz de subir uma escada sem me sentir mal, reconquistar meu autorrespeito e ser capaz de usar roupas bonitas. Colocar isso por escrito foi o incentivo que faltava para que eu iniciasse meu plano de perda de peso (Maggie, 28 anos, agora com 58 kg e manequim 40).

Agora é com você!

Assim como Maggie, leve alguns minutos para anotar todas as razões pelas quais quer perder peso. Inclua condições atuais e potenciais de saúde, ser mais feliz com sua aparência, melhorar a autoestima. Além de que, ter um peso mais saudável, pode aprimorar seu trabalho, seus relacionamentos e sua qualidade de vida. Você está pronto para enfrentar seu problema de peso de uma vez por todas?

Quanto peso você precisaria perder?

Talvez seu médico lhe tenha recomendado perder peso por uma questão de saúde. Talvez familiares e amigos se mostrem preocupados com seu excesso de peso. Ou, talvez, você simplesmente não goste do que vê no espelho e ache difícil fazer algumas coisas que tem vontade.

Por outro lado, as mulheres são constantemente confrontadas com imagens de celebridades e modelos magérrimas nas revistas, na TV, em propagandas, e os homens são cada vez mais pressionados a adquirir uma "barriga de tanquinho" na academia. Isso pode levar a expectativas irrealistas sobre o que seja "normal", fazendo com que muitos acreditem estar "gordos", ainda que não estejam. Tal fato pode contribuir para desenvolver transtornos alimentares como anorexia e bulimia e, também, problemas como dismorfia corporal – a pessoa se vê diferente de como ela realmente é.

Assim, antes de tudo, é preciso verificar o quanto acima do peso você realmente está e quanto precisaria perder. Existem muitas maneiras de se fazer isso.

Índice de Massa Corporal

As pessoas têm altura e estrutura diferentes. Portanto, simplesmente se pesar não lhe revelará se está com excesso de peso ou não. O Índice de Massa Corporal (IMC) consiste no cálculo de seu peso em relação a sua altura. Tal índice é utilizado por profissionais de saúde para avaliar se o seu peso está colocando sua saúde em risco. Existem cálculos de IMC disponíveis na internet, mas, se você quiser aferir sozinho, basta seguir as orientações abaixo.

Divida seu peso em quilogramas pelo quadrado de sua altura em metros. Assim, por exemplo, se você pesa 70 kg e tem 1,75 m de altura, seu IMC é 70 ÷ (1,75 × 1,75), o que dá um IMC de 22.9.

Veja como interpretar seu IMC (para adultos):
- Menos de 16,5: magreza grave
- 16,5–18,5: abaixo do peso
- 18,5–25: peso saudável
- 25–30: sobrepeso
- 30–40: obeso
- Mais de 40: obesidade mórbida (significa que se pode potencialmente ter problemas de saúde com risco de vida).

Embora o IMC seja útil, é apenas um guia, e cada indivíduo é diferente. Por exemplo, pessoas que se exercitam com seriedade são muitas vezes mais pesadas por terem uma densidade muscular maior (músculos pesam mais que gordura). Por essa razão, elas podem ter um IMC alto, embora sejam esbeltas e saudáveis. Este IMC não se aplica a crianças ou mulheres grávidas.

Encontre sua escala de peso da maneira fácil

Se calcular seu IMC parece um pouco complicado, não se preocupe – fizemos o trabalho mais difícil por você. Encontre sua altura e seu peso no gráfico abaixo para verificar em que categoria de peso você se encontra e qual a escala saudável que deve ter como objetivo.

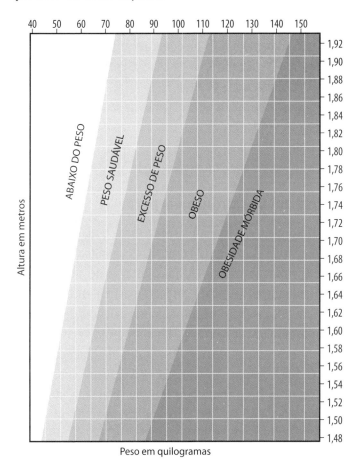

Medidas abdominais

O lugar onde você acumula mais gordura em seu corpo (parcialmente controlado pela genética e pelo sexo) também faz diferença para a saúde. Possuir muita gordura em torno da cintura aumenta o risco de doenças cardíacas, hipertensão, diabetes tipo 2 e alguns tipos de câncer. Portanto, pegue uma fita métrica e meça sua cintura.

Você tem risco maior de problemas de saúde se sua cintura mede:
- mais de 80 cm para mulher;
- mais de 95 cm para homem.

Percentual de gordura corporal

Quanto mais em forma e esbelto estiver, mais baixo será seu percentual de gordura corporal. O monitor de gordura corporal envia um sinal eletrônico através de seu corpo, o qual passa através do tecido corporal magro e encontra resistência em tecidos mais gordos. Algumas balanças de banheiro possuem monitor de gordura, e muitas academias também possuem esses monitores. Mulheres têm naturalmente mais gordura que homens. Por volta de 18% a 33% é considerado um percentual de gordura corporal saudável para mulheres, comparado com 10% a 25% para homens.

Agora é com você!

Utilize o calculador de IMC ou o gráfico da página 23 para verificar a posição na escala de peso. Em seguida, analise qual deveria ser a posição mais saudável para você. Isso lhe dará uma ideia de quanto peso precisará perder.

> **O QUE AS PESSOAS DIZEM...**
>
> Meu marido não se importava com o meu excesso de peso, mas, com 103 kg, me sentia tão sem atrativos, que não conseguia acreditar que ele se sentisse atraído por mim, o que influenciava negativamente nossa vida sexual. Eu me sentia um borrão gordo e suado em comparação a todas as esposas de seus amigos, e ficava envergonhada por ele ter de me aguentar pendurada em seu braço. Ele insistia em dizer que me achava linda, mas eu não conseguia acreditar nisso. Agora estou bem mais feliz com minha aparência e nosso relacionamento melhorou (Andrea, 42 anos, agora com 64 kg e manequim 40).

ESTAR ABAIXO DO PESO TAMBÉM PODE SER UM PROBLEMA

Se você tem um IMC inferior a 18,5, seu risco de adquirir problemas de saúde é grande, incluindo osteoporose, anemia (deficiência de ferro), baixa resistência a infecções, impotência em homens e amenorreia (ausência de menstruação) em mulheres. Nesse caso, deveria falar com seu médico sobre como pode ganhar peso.

Se está abaixo do peso, ou com um peso considerado saudável, e ainda sente compulsão a perder peso, considere se não está sofrendo de algum transtorno alimentar. Sua família e seus amigos expressaram preocupações a respeito de sua relação com alimentos e sua imagem corpórea? Em caso afirmativo, fale com seu médico.

• •

Quando não se deve perder peso

- *Se estiver grávida.* Nunca comece um plano de perda de peso se estiver grávida, a não ser que tenha sido instruída especificamente por seu médico. Suas necessidades calóricas aumentam levemente durante a gravidez para atender as necessidades do bebê em desenvolvimento e para sustentar o seu corpo. É natural ganhar algum peso durante a gravidez, e há bastante tempo para perdê-lo após o nascimento do bebê. Mas não use a gravidez como desculpa para se empanturrar com comidas gordurosas e doces – "comer por dois" significa comer de forma duplamente saudável, e não comer duas vezes mais! Siga uma dieta sadia, variada, com todos os nutrientes que você e seu bebê precisam. Assim que tiver dado à luz, não inicie uma dieta ou um programa de exercícios até que tenha sido liberada pelo seu médico.
- *Se estiver amamentando.* Ao amamentar seu corpo estará trabalhando duro para produzir leite nutritivo para o bebê; portanto, não limite a ingestão de alimentos. Você poderá perder peso naturalmente ao amamentar, mas concentre-se

em ter uma dieta saudável e variada, para sustentar você e o bebê. Todavia, fazer alguns exercícios suaves não causará nenhum mal.
- *Durante ou após uma doença grave.* Se estiver enfrentando ou se recuperando de uma doença grave, concentre-se em ingerir alimentos nutritivos e descanse bastante, para recuperar sua imunidade e sua força. Mesmo durante uma doença de menor gravidade, como um resfriado ou uma infecção viral, é melhor dar descanso a seu corpo. Assim que se sentir forte outra vez, poderá voltar sua atenção para o problema de peso.
- *Após uma cirurgia.* Se passou por cirurgia – incluindo uma cesariana –, seu corpo levará certo tempo até se recuperar plenamente. Exercícios leves como caminhadas ou nadar podem ser bons, mas obtenha a liberação de seu médico, antes de iniciar um programa de exercícios.

FAZER DIETA
QUANDO SE ESTÁ TOMANDO MEDICAÇÃO

Se estiver tomando determinadas medicações, como, por exemplo, remédios psiquiátricos ou insulina para diabetes, a dose diária pode ter sido calculada de acordo com sua massa corpórea, ou baseada na quantidade de alimentos que normalmente ingere. Caso tenha alguma dúvida, fale com seu médico antes de iniciar um programa de perda de peso, e faça consultas regularmente para reavaliar a dose a ser ministrada, à medida que perder peso.

2. POR QUE VOCÊ TEM EXCESSO DE PESO?

Muitas vezes as pessoas se perguntam como foi que engordaram. No entanto, basta a ingestão de cerca de 3.500 calorias a mais do que se queima para engordar meio quilo. Acrescente meio quilo por mês e, ao final do ano, terá ganhado 6 kg. E, em cinco anos... Bem, faça os cálculos!

No Ocidente, o peso das pessoas vem aumentando, principalmente devido a mudanças no estilo de vida, sendo que de algumas delas nem nos damos conta.

Porções maiores

De acordo com a especialista em nutrição Dra. Lisa Young, nos Estados Unidos os tamanhos da porção média de refeições, lanches e bebidas duplicaram ou até triplicaram desde os anos 1960. No Reino Unido, assim como no Brasil, (ainda) não são tão grandes, mas elas aumentaram consideravelmente nos últimos vinte anos.

Alimentar-se com refeições prontas

Trinta anos atrás, as pessoas cozinhavam a maioria de suas refeições. Hoje, muitos de nós dependemos de refeições prontas, comida para viagem e *fast-food*. Infelizmente, essas refeições tendem a ter alto índice de gordura, açúcar e sal, os quais contribuem para o aumento de nossa cintura.

Comer na correria

Outra consequência da vida com pouco tempo disponível é que estamos mais propensos a "pastar" durante o dia – fazendo um lanchinho e comendo na correria, em vez de sentarmos à mesa para fazer três refeições sadias. Sem nos darmos conta, consumimos, dessa forma, mais calorias, principalmente quando os lanches que comemos têm alto teor de açúcar e gordura, pois eles não nos mantêm satisfeitos por muito tempo. E quando se procura algo saudável para comer na correria, fica difícil achar lanches que não sejam cheios de gordura e açúcar – mesmo as barras de cereais, que parecem saudáveis, estão muitas vezes carregadas de ambos.

Passar muito tempo sentado

À medida que os locais de trabalho se tornam mais automatizados, mais tempo passamos sentados atrás de uma mesa. Além disso, nosso tempo de lazer muitas vezes também gira em torno de atividades passivas, como assistir à TV ou jogar *video games*. Quanto menos ativos formos, menos energia queimaremos – e as calorias não gastas são estocadas em forma de gordura. O aperfeiçoamento da tecnologia faz com que nos tornemos menos ativos em nosso dia a dia. Se, por exemplo, você vai a todo lugar de carro em vez de andar, usa o elevador em vez das escadas, e paga alguém para fazer o serviço de casa, essa é a receita perfeita para engordar.

Calorias escondidas

Muitos de nós não temos a mínima ideia de quantas calorias consumimos em comida processada e mesmo em bebidas. Por exemplo, um copo grande de vinho tinto pode conter mais de 200 calorias – isso perfaz 10% da ingestão calórica diária recomendada. Uma caneca grande de café com leite contém mais de 300 calorias e quase um terço da ingestão de gordura recomendada. De repente, o aumento de peso começa a fazer sentido...

Desacelerando com a idade

A cada década que passa, seu metabolismo (a taxa com a qual o corpo queima energia) desacelera, especialmente depois dos 40 anos. Isso significa que você deve ou reduzir a ingestão de energia ou aumentar os níveis de atividade. Caso contrário, os quilos se acumularão silenciosamente – e serão mais difíceis de serem perdidos.

Agora é com você!

Pense bastante e profundamente sobre seu estilo de vida. Você depende de refeições prontas, em vez de cozinhar com ingredientes frescos? Qual a sua atividade diária? Você diz a si mesmo que não come muito, mas belisca o dia inteiro e bebe vários drinques à noite? Anote todos os aspectos de sua vida que contribuíram para seu sobrepeso.

> **O QUE AS PESSOAS DIZEM...**
>
> Comecei a ganhar peso depois de conseguir meu primeiro emprego. Diversas noites por semana ia com meus colegas a bares e bebia quatro a cinco canecas de cerveja, acompanhadas de pizza ou batata frita. Não me importei muito quando os quilos começaram a se acumular – embora tenha percebido que certas atividades começavam a ficar difíceis, como correr atrás do meu primeiro filho. Mas, com uma família jovem e uma vida agitada, era mais fácil ingerir alimentos prontos e comidas para viagem. Pouco antes dos 40 anos, eu pesava mais de 108 kg e não conseguia subir as escadas sem me sentir exausto (Barry, 44 anos, agora com 80 kg).

As desculpas que usamos

É muito fácil encontrar desculpas por estar com excesso de peso. Mas, se você se esconder atrás dessas mentiras, nunca emagrecerá.

- *"São meus genes."* É verdade que existe um gene relacionado à obesidade, mas herdá-lo apenas torna você mais suscetível a engordar, e não algo inevitável. Uma vida ativa reduz drasticamente os efeitos de qualquer influência genética.
- *"Tenho ossos grandes."* Cerca de 20% das pessoas têm uma estrutura maior, mas elas tendem a ser altas e

musculosas – e isto não perfaz mais do que aproximadamente 4,5 kg de diferença em seu peso.

- *"Meu metabolismo é lento."* O excesso de peso raramente é causado por metabolismo lento, a não ser que você tenha um problema médico. A verdade é que, sendo ativo, seu metabolismo é impulsionado, enquanto o sedentarismo o mantém mais lento.

O QUE AS PESSOAS DIZEM...

Quando criança, eu amava alimentos como chocolate, pastéis e batatas fritas. Por volta dos 16 anos, eu pesava mais de 82 kg, mas acreditava que isso era apenas o meu tipo físico. Quando adulta, nunca comia frutas, via vegetais apenas no jantar de domingo, e comia refeições prontas ou comida para viagem todas as noites. Aos 28 anos, pesava 121 kg e meu manequim era 58 – mesmo assim, ainda tentava convencer-me de que tinha apenas "ossos grandes" (Belinda, 34 anos, agora pesando 58 kg e com manequim 42).

Comer emocional

Nosso relacionamento com a comida frequentemente está ligado às nossas emoções. Muitos de nós recorremos à comida para nos consolar quando nos sentimos sozinhos, não amados, estressados ou entediados. Se nossa autoestima está baixa, podemos não priorizar nossa própria saúde ou não achar que "merecemos" ter uma aparência melhor e nos sentirmos bem.

Muitos de nós também adquirimos hábitos e crenças a respeito da alimentação ainda quando crianças. Pode nos ter sido ensinado a não deixar comida no prato, a pensar nas pessoas que passam por necessidades... Doces, por exemplo, podem ter sido usados como recompensa. Essas crenças podem influenciar nossos hábitos quando adultos, levando-nos a comer os restos dos filhos em vez de jogar fora, ou a comer uma comida especial depois de um dia difícil.

Em casos extremos, nosso relacionamento com a comida pode levar a ciclos de comilança ou a um transtorno alimentar. Se está preocupado ou acha que tem algum problema, fale com seu médico.

Agora é com você!

Reflita sobre como se sente a respeito de comida. Você come para se sentir mais feliz? Você acha que é impossível jogar comida fora? Anote como suas experiências na infância podem ter contribuído para sua luta contra o peso.

Por que as dietas anteriores falharam?

Muitas pessoas tentaram (e falharam) livrar-se dos quilos extras várias vezes ao longo dos anos. Por que ficamos presos na armadilha de dietas que causam o efeito sanfona, perdendo peso por algumas semanas ou meses, somente para desistir e recuperar tudo outra vez?

- *Com você é tudo ou nada!* Você é perfeccionista: uma única escorregadela pode ser suficiente para acabar com sua dieta. Você come um biscoito, decide que arruinou sua dieta, e antes de perceber está de volta para sua antiga rotina.
- *Você faz dietas radicais.* Se você reduz calorias e sente fome o dia todo, não será capaz de levar sua dieta adiante por muito tempo. Além disso, seu corpo pensará que você está passando fome e reduzirá o metabolismo para compensar. Você não pode perder 6 kg em uma semana, mas, se levar a sério, poderá perder esses 6 kg em dois meses.
- *Você não se exercita.* É possível perder peso fazendo apenas dieta, mas é muito mais difícil e leva muito mais tempo. Os exercícios fazem toda a diferença na queima de gordura. Fique mais em forma e seu corpo queimará energia mais rapidamente, mesmo quando estiver dormindo.
- *Você se pesa com demasiada frequência.* Se você se pesar todos os dias, logo se sentirá desmoralizado pelo fato de o ponteiro da balança não se mexer muito (ou simples não se mexer), ou mesmo por ver pequenos acréscimos de peso devido a oscilações naturais. Suba na balança não mais de uma vez por semana e vai se sentir mais encorajado por uma perda firme e mensurável.

O QUE AS PESSOAS DIZEM...

Eu sempre embarcava na última dieta da moda ou participava de um novo grupo de emagrecimento. Perdia um pouco de peso, em seguida ficava desmotivada e caía novamente na minha velha rotina. Sempre recuperava o peso – e ainda ganhava mais alguns. Algumas vezes consegui diminuir bem meu peso – alcancei o manequim 46 para o meu casamento. Mas logo estava de volta ao manequim 50, porque era uma solução temporária e eu não mudava meu estilo de vida (Vicky, 47 anos, agora com 59 kg e manequim 42).

POR QUE A GORDURA SE ALOJA SEMPRE EM CERTAS PARTES DO CORPO?

Tenhamos excesso de peso ou não, todos nós temos uma forma natural do corpo e algumas áreas onde acumulamos gordura. Por exemplo, você deve ter ouvido falar que as mulheres são descritas como "maçãs" ou "peras". Em mulheres tipo pera, a gordura se localiza nos quadris e nas coxas. As mulheres tipo maçã acumulam gordura na barriga e cintura. Os homens tendem a acumular gordura em seus torsos.

Um problema médico pode estar causando ganho de peso?

Raramente a obesidade é causada por doença, mas existem algumas enfermidades que levam a ganho de peso. Se você ganhou peso sem ter alterado o seu estilo de vida, e reconhece os sintomas a seguir, procure seu médico.

- *Hipotireoidismo.* A tireoide é uma glândula localizada no pescoço que regula o metabolismo. O hipotireoidismo pode conduzir a ganho de peso e, se não for tratado adequadamente com o hormônio de reposição, perder peso será muito difícil. Alguns outros sintomas incluem cabelos e unhas quebradiços, pele seca, fadiga, constipação e tendência a sentir frio.
- *Desequilíbrio hormonal.* Problemas hormonais podem levar a dificuldades na queima de gordura. Por exemplo, a Síndrome de Ovário Policístico (SOP) frequentemente não é diagnosticada, e pode ativar o aumento de peso. Outros sintomas incluem problemas de fertilidade, afinamento do cabelo, acne, menstruações irregulares e excesso de pelo facial. A síndrome de Cushing é causada por um excesso do hormônio cortisol. A gordura se acumula em torno da face, do torso e das costas, enquanto os membros permanecem esguios. Outros sintomas incluem fraqueza muscular, pele fina que se machuca facilmente, má cicatrização e perda de cabelo nas mulheres.
- *Retenção de líquido.* Isso normalmente não passa de no máximo 1 kg na balança. Todavia, se você ganha

rapidamente bastante peso devido a inchaço, procure seu médico com urgência, uma vez que retenção de líquido excessiva pode ser sinal de insuficiência cardíaca ou renal. Outros sintomas incluem falta de ar, diminuição da produção de urina, perda de apetite e fadiga.
- *Depressão.* Pessoas com depressão tendem a ingerir alimentos pesados e a serem menos ativas, o que leva a ganho de peso.
- *Medicamentos específicos.* Algumas pessoas engordam quando ingerem drogas ou remédios tais como antidepressivos, esteroides ou anticoncepcionais. Se você luta para entrar em suas roupas desde que começou a fazer uso de uma medicação nova, pergunte a seu médico a respeito de alternativas. Mas não deixe de tomar a medicação sem orientação médica.
- *Tumores.* Em casos extremamente raros, o peso excessivo pode ser causado por um tumor ou um cisto grande. Se notar o rápido aumento de determinada área de seu corpo, como, por exemplo, a barriga, e apresentar outros sintomas, procure um médico.

E QUANDO HÁ PERDA DE PESO REPENTINA?

Perda de peso inexplicável pode também ser sinal de doença grave. Se os quilos estão indo embora sem nenhuma razão aparente, não ignore esse fato – procure investigar o mais rápido possível a provável causa desse emagrecimento.

Agora é com você!

Se tem preocupações sobre qualquer problema clínico, marque uma consulta com um médico. Durante a consulta, peça-lhe que meça sua pressão arterial e faça outros exames gerais de saúde. Explique-lhe que está planejando começar uma dieta e um programa de exercícios. Ele ficará muito satisfeito em saber que está assumindo o controle de sua saúde. Pergunte-lhe se há alguma orientação específica para você, especialmente se for obeso ou tiver alguma enfermidade.

3. COMO A PERDA DE PESO REALMENTE FUNCIONA

Todos nós gostaríamos de conhecer o segredo do emagrecimento sem esforço. Quando você olha a seção de saúde em uma livraria, ou as capas das revistas nas bancas de jornais, parece que todos os especialistas acreditam ter descoberto a chave para o emagrecimento sem esforço – seja um grupo de alimentos, horários específicos do dia em que comer, a escolha de alimentos em função de seu tipo sanguíneo ou do formato do seu corpo. Coroando tudo isso, implacavelmente os anunciantes nos bombardeiam com anúncios de remédios milagrosos, fórmulas e substitutos de refeições.

A má notícia é que realmente não existe mágica para queimar quilos em excesso sem mudança no estilo de vida e sem algum esforço. A boa notícia é que o método para perder peso é na verdade bastante simples – e se segui-lo, poderá esculpir a flacidez com firmeza para alcançar e manter o manequim ideal.

A equação da energia

Perda de peso (e ganho de peso) tem a ver com *energia para dentro* versus *energia para fora*. Você ingere energia (mensurada em calorias) por meio de comidas e bebidas. O alimento é decomposto pelo seu corpo e a energia é liberada, sendo, então, usada para manter todas as funções básicas de seu organismo, desde manter o coração bombeando até regular a temperatura do corpo e usar o cérebro. Você também queima energia a cada movimento que faz, desde piscar os olhos até correr uma maratona.

Você precisa consumir determinado número de calorias por dia apenas para manter seu peso estável. Isso varia de acordo com sua altura e constituição física, mas, para mulheres, a necessidade básica diária gira em torno de 2.000 calorias e, para homens, em torno de 2.500 calorias. Se você consumir mais calorias do que necessita, e não as queimar com exercícios, as calorias extras serão estocadas em forma de gordura. Consuma menos calorias do que queima e seu corpo irá liberar a energia armazenada em forma de gordura para compensar a diferença, assim perderá peso. É simples assim, e as dietas de maior sucesso, como quer que se apresentem, resumem-se à equação *energia para dentro* versus *energia para fora.*

Todavia, existem algumas maneiras de fazer a perda de peso ser mais fácil, tais como comer alimentos que liberem energia mais vagarosamente para que você se sinta satisfeito por mais tempo, e praticar exercícios que queimem gordura com maior eficiência do que outros. Você aprenderá mais sobre isso nos capítulos a seguir.

> **DETONANDO MITOS**
>
> **Eu consigo reduzir gordura localizada em certas áreas de meu corpo.**
>
> Infelizmente, é impossível perder gordura apenas em áreas "problemáticas", tais como partes superiores dos braços ou coxas. Todavia, uma dieta saudável e um plano de exercícios eliminarão a gordura excessiva de todo o seu corpo, o que melhorará e definirá sua forma em geral. Além disso, você pode se exercitar para tonificar os músculos de certas áreas, o que também ajudará.

Diga "não" a dietas radicais

A promessa de perda de peso rápida é tentadora. Eliminar 13 kg em um mês? Sim, claro que quero! Mas, na verdade, perder peso rápido demais não é bom para o corpo e haverá mais probabilidade de recuperá-lo depois.

Para obter todos os nutrientes de que o seu corpo necessita para permanecer saudável, você deve consumir certo número de calorias por dia. Ingira menos e sua saúde sofrerá. Sua energia também diminuirá e achará difícil fazer seu corpo funcionar normalmente – terá dificuldades em pensar claramente, poderá sentir tonturas e acabará se machucando. Ademais, uma dieta com consumo muito baixo de calorias é muito difícil de manter, e logo desistirá e retornará à estaca zero.

Além disso, se sua ingestão de energia reduzir demais, seu corpo entrará em "modo fome" e tentará manter os estoques de gordura e baixará o metabolismo (a taxa com a qual você queima energia) para preservá-lo através da "economia". Quando voltar a comer normalmente, seu corpo irá armazenar mais rapidamente gordura e você poderá aumentar ainda mais o seu peso.

Por fim, dietas radicais não reeducam seus hábitos alimentares, de modo que assim que a "dieta" terminar você provavelmente retornará a seus velhos hábitos, e os quilos também voltarão aos poucos. Portanto, fique longe de planos de calorias muito baixas.

DETONANDO MITOS

Assim que perder peso, posso retornar à minha vida normal.

Se, após perder peso, você voltar a comer alimentos não saudáveis e não fizer exercícios, irá terminar exatamente onde começou – com sobrepeso e sem saúde. Afinal de contas, foi assim que você começou lá no início. Você deve ver toda essa mudança como o começo de um novo e saudável estilo de vida – para sempre! Mas isso não significa que nunca mais poderá comer guloseimas. Você pode ainda aproveitar seus pratos favoritos, mas com moderação.

O QUE AS PESSOAS DIZEM...

Eu fazia dietas clássicas que levavam ao efeito sanfona. Quando uma ocasião especial, como um casamento, estava à vista, começava uma dieta rigorosa. Às vezes, perdia 7 kg ou mais – mas assim que passava a data, eu retornava aos meus velhos hábitos e o peso voltava a se acumular. Certa vez, com 83 kg, me senti tão desesperada, que tentei uma dieta de sopa de repolho. Perdi 4,5 kg em duas semanas, mas foi horrível, me senti fraca e doente. Após 15 dias, comecei a devorar batatinhas fritas onduladas e meu peso subiu para 87 kg. Por fim, comecei uma dieta sensata. Levou um tempo até alcançar minha meta, mas foi indolor – e meu peso permaneceu estável (Sandra, 52 anos, agora com 62 kg e manequim 42).

Devagar, mas sempre, ganha-se a corrida

A melhor e mais eficiente maneira de perder peso definitivamente é manter uma dieta variada e saudável de não menos que 1.200 calorias por dia para mulheres ou 1.500 calorias por dia para homens. Associe isso a um programa de exercícios (pelo menos 30 minutos de atividade moderada, 3 a 5 vezes por semana) para incrementar o gasto de energia, e verá a gordura ser lentamente queimada.

Você pode perder até 3 kg na primeira semana, mas, nesse caso, trata-se principalmente de perda de líquidos. Depois disso, pode esperar perder de 0,5 a 1 kg por semana, uma perda de peso saudável e segura. Você será capaz de manter o programa e terá maior probabilidade de evitar que seu peso volte a aumentar. Após atingir sua meta, pode gradualmente aumentar a ingestão de calorias para manter seu novo manequim.

Agora é com você!

É possível que tenha falhado ao tentar emagrecer no passado, principalmente se fez dietas radicais. Decida-se agora a nunca mais tentar uma dieta muito baixa em calorias; em vez disso faça uma abordagem lenta, mas contínua, que impulsionará sua saúde e levará ao sucesso, ou seja, à perda de peso permanente. Você sabe que isso faz sentido!

O QUE AS PESSOAS DIZEM...

Aos 20 anos, meu peso de 92 kg já era uma questão de saúde. Meu médico me disse que meu colesterol e minha pressão arterial estavam perigosamente altos e me receitou medicamentos. Iniciei uma dieta de 1.300 calorias por dia, e comecei a andar com meu bebê em seu carrinho três vezes por semana. Perdi apenas 0,5 a 1 kg por semana, mas sabia que a perda de peso de forma mais lenta era saudável, de modo que continuei com a dieta. Apenas um ano depois, alcancei minha meta (Lindsay, 26 anos, agora com 53 kg e manequim 38).

Preparando-se para perder peso

A chave para um programa de emagrecimento de sucesso é planejar. Dessa forma, antes de mergulhar de cabeça em um regime de perda de peso, gaste um tempo para fixar sua meta e decida como irá alcançá-la.

- *Qual é a sua meta?* A maioria das pessoas que faz regime tem uma meta de peso a alcançar (você pode encontrar o seu peso "ideal" no gráfico do capítulo 1). Mas essa meta não precisa ser um peso específico. O seu objetivo pode ser voltar a entrar em uma roupa que você adora – poderá verificar seu progresso experimentando essa roupa a cada duas semanas. Ou talvez queira ver a sua pressão arterial baixar a um nível saudável. Não importa qual seja seu objetivo, desde que tenha certeza do que almeja.
- *Faça um plano.* Se começar sua dieta ou seus exercícios sem uma estratégia clara, logo perderá o foco e a motivação. Claro, você pode decidir fazer alterações em seu plano à medida que ele se desenvolve, mas precisa começar com um entendimento claro do seu programa, estabelecendo um plano e fazendo anotações.
- *Fixe uma data para dar início.* Decida quando o seu novo estilo de vida começará. Escolha uma época em que seus níveis de estresse estejam baixos – e não em meio a um projeto de trabalho estafante, quando precisa trabalhar por muitas horas e comer às pressas. Não inicie uma dieta pouco antes de um feriado ou de uma grande celebração com comida e bebida à vontade – poderá cair em tentação ou

sentir-se triste e carente. Uma segunda-feira pode parecer um dia óbvio para começar, mas seu entusiasmo inicial pode minguar perto do fim de semana, quando será confrontado com jantares familiares, festas ou passeios. Comece numa sexta-feira, e esse primeiro fim de semana passará rapidamente enquanto sua motivação ainda é forte, preparando-o para mais fins de semanas bem-sucedidos que se seguirão.

Agora é com você!

Antes de começar, leia este livro até o fim, fazendo anotações, se isso ajudar, de modo que compreenda todos os princípios de uma perda de peso bem-sucedida. Decida sobre seu objetivo e como irá mensurá-lo. Anote em um papel e afixe a folha em algum lugar em que possa visualizá-la constantemente. Elabore um plano claro para sua nova dieta saudável, incluindo listas de compras semanais. Pense em quais atividades físicas gostaria de fazer e realize uma pesquisa, por exemplo, para se informar de horários de academias próximas de sua residência, matricule-se em aulas de tênis ou elabore um programa de caminhadas. Anote uma data em seu diário para iniciar seu novo estilo de vida.

4. COMER PARA PERDER PESO

Voltemos nossa atenção à primeira parte da equação *energia para dentro* versus *energia para fora*. Como já sabe, não há necessidade nenhuma de passar fome para emagrecer, principalmente se estiver queimando bastante energia através de exercícios. Mas você precisa começar a controlar quanta energia ingere através dos alimentos e das bebidas. Isso não significa nunca mais poder desfrutar de seus pratos favoritos, mas sim aprender a comer com moderação. Há várias maneiras de fazer isso.

Contagem de calorias

Contar calorias é uma forma simples e científica de controlar a ingestão de energia. A caloria (às vezes chamada de quilocaloria ou kcal) é uma medida de energia existente no alimento. Para perder peso, você deve ter como objetivo comer por volta de 1.200 calorias por dia (mulheres) ou 1.500 calorias por dia (homens). Se tiver muito peso a perder (mais de 19 kg), pode começar com 1.750 (mulheres) ou 2.000 (homens) calorias por dia, diminuindo gradualmente sua ingestão a cada 6 kg perdidos. A maioria dos alimentos embalados informa o conteúdo de calorias nos rótulos, e um guia de calorias lhe dirá o que há em seus ingredientes básicos e em alimentos frescos.

• •

Prós: trata-se de um cálculo exato – você pode controlar exatamente o que ingere.

Contras: pesar, medir e contar calorias de cada refeição e lanche podem consumir muito tempo. (Nós, porém, fizemos um pouco do trabalho duro para você no próximo capítulo; além disso, há muitos livros de receitas à venda no mercado com indicação de calorias.)

• •

Contagem de gordura

Todos nós tendemos a ingerir gordura demais, o que pode ter consequências terríveis para nossa saúde. Assim, tanto quanto administrar as calorias, é uma boa ideia controlar a ingestão de gordura. Normalmente, não se deve consumir mais que 33% de calorias advindas de gorduras. Se está tentando perder peso, limite-se a 25 a 30%; isso dá 35 g por dia para mulheres e 42 g para homens. Como dito, a maioria das comidas embaladas traz a quantidade de gordura nas informações nutricionais, e um guia de calorias poderá ajudar nos demais esclarecimentos.

• •

Prós: limitar a ingestão de gordura baixará o risco de uma série de problemas de saúde, incluindo doenças cardíacas e acidente vascular cerebral.

Contras: taxas baixas de gordura não significam necessariamente poucas calorias – muitas comidas são livres de gorduras, mas engordam porque contêm altos índices de açúcar.

Controle das porções

Algumas pessoas não têm paciência para contar calorias e gordura, então preferem controlar as porções. Isso pode ser tão simples quanto reduzir as porções que você come normalmente para a metade ou para três quartos. Existem também outras maneiras de medir as porções – por exemplo, uma porção de carboidratos deve ter a medida de sua mão fechada, uma de carne o tamanho de sua mão aberta, e assim por diante.

Prós: gasta-se menos tempo que ficar contando calorias, e é mais "fácil de usar" em ambientes diferentes, como, por exemplo, numa festa ou no refeitório do seu local de trabalho. *Contras*: nao é uma ciência exata, e sua ingestão de calorias poderá crescer lentamente, sem que você se dê conta disso.

"Pontos" de programas de emagrecimento

Programas de emagrecimento, como, por exemplo, o dos Vigilantes do Peso, têm um método próprio para mensurar a ingestão de energia, o qual envolve pontos, "pecados" e alimentos livres. Trata-se apenas de maneiras diferentes de contar calorias e gordura, porém, são formas mais simplificadas que facilitam que seus membros possam segui-los.

•••••••••••••••••••••••••••••

Prós: a maior parte do trabalho duro já foi feito, embora ainda envolva um pouco a parte de pesar e contar.
Contras: poderá limitar você a produtos de marca e livros de receitas promovidos pela organização. Você precisará associar-se para ter acesso aos recursos.

•••••••••••••••••••••••••••••

O QUE AS PESSOAS DIZEM...

Com mais de 127 kg, eu sabia que tinha de tomar alguma atitude. Preferi programar minha própria dieta ao invés de seguir uma; de modo que comprei um guia de calorias e uma balança de cozinha, e comecei a cozinhar em casa. Eu me fixei em 2.000 calorias por dia, com muitos vegetais e frutas. Cortei bebidas alcoólicas. Mas duas vezes por semana me permitia uma guloseima, como chocolate, por exemplo. Até idealizei uma planilha para comparar minha ingestão de calorias e gorduras *versus* minha perda de peso (Ricky, 37 anos, agora com 81 kg).

Agora é com você!

Verifique qual método é mais apropriado para você e quanto tempo e esforço está a fim de dispor para monitorar sua ingestão de calorias. Invista num guia de gordura e calorias do tipo livro de bolso, ao qual poderá recorrer quando fizer compras e cozinhar. Uma calculadora e uma balança de cozinha podem ser úteis.

Alimente seu corpo

Uma dieta saudável não é baseada apenas em quantas calorias você consome – tem a ver também com o "gasto" dessas calorias. Evidentemente, você pode ingerir 1.200/1.500 calorias por dia de comida não saudável e doces – mas de que adianta ser magro, se sua aparência é ruim e você também se sente assim, com uma má compleição e sem energia para desfrutar a vida? É vital que nutra seu corpo, se quer que ele funcione com eficiência, principalmente se está planejando fazer exercícios. Assim sendo, segue abaixo um curso intensivo de nutrição básica.

- *Carboidratos.* São quebrados pelo seu corpo para fornecer energia instantânea. Podem ser encontrados em alimentos ricos em amido, tais como pães, massas, cereais, arroz e batatas, além de frutas e vegetais. Grãos e cereais integrais também fornecem muitas fibras, necessárias para uma digestão saudável. Por volta de 40% de suas calorias deveriam advir de carboidratos, mas alguns tipos são melhores do que outros, como será explicado mais adiante neste capítulo.
- *Proteínas.* As proteínas também fornecem energia e são essenciais para o crescimento e a reparação dos tecidos corporais. Os músculos são feitos de proteínas. Elas se

encontram em carnes, peixe, ovos, lacticínios (também uma importante fonte de cálcio), feijões, proteína vegetal, soja, leguminosas e nozes. Proteínas deveriam perfazer por volta de 30% de sua ingestão de calorias.

- *Gorduras.* As gorduras ajudam o seu corpo a funcionar adequadamente e auxiliam no transporte de nutrientes para todo o corpo. Não devem ser superiores a 30% de sua ingestão de calorias, mas a maioria de nós ingere gorduras demais, que levam a variados problemas de saúde. Escolha gorduras insaturadas (boas), tais como nozes, sementes, abacate e azeite de oliva, e evite gorduras saturadas (más), que são encontradas em manteiga, salgados, bolos, carnes gordurosas e lacticínios com alto teor de gordura.
- *Vitaminas e minerais.* São essenciais para diversas funções do corpo. Frutas e vegetais são ricos em vitaminas, minerais e fibras. Procure comer pelo menos cinco porções diárias para uma boa saúde.

Para uma dieta balanceada, coma uma grande variedade de carboidratos à base de grãos integrais e de amidos, proteínas magras (remova a pele de aves e a gordura visível da carne), feijões e leguminosas, lacticínios desnatados, frutas e vegetais. Evite carnes processadas (hambúrgueres e salsichas), refeições prontas, lanches, doces e bebidas (refrigerantes, bolachas, bolos) e comidas altamente gordurosas (frituras, produtos de padaria e salgados, molhos cremosos, carnes gordurosas).

VEGETARIANOS E VEGANOS

Se, por razões éticas ou de saúde, você evita produtos animais, ainda assim poderá estabelecer uma dieta variada – muitas vezes é mais fácil perder peso graças a uma ingestão mais baixa de gordura saturada. Assegure-se de comer proteínas suficientes em forma de feijões e leguminosas, tofu, proteína vegetal texturizada, produtos de soja, nozes e sementes. Fontes não veganas incluem ovos e lacticínios. Deverá também ficar de olho em seus níveis de ferro (encontrado em frutas secas, grãos integrais, nozes e vegetais de folhas verdes) e cálcio (em vegetais de folhas verdes e produtos fortificados tais como leite de soja), que podem ser menores numa dieta vegetariana ou vegana.

Agora é com você!

Decida-se agora a "consumir" suas calorias sabiamente – não obtenha suas 1.200/1.500 calorias de comida não saudável ou de alimentos processados. Familiarize-se com os diferentes grupos de alimentos e assegure-se de ingerir uma dieta balanceada e saudável. Talvez queira investir em um livro que contenha receitas com calorias e gorduras controladas.

> **DETONANDO MITOS**
>
> **Posso deixar para ingerir mais calorias durante o jantar.**
>
> Quando se come é tão importante quanto aquilo que se come. Para manter a energia durante o dia e dar a seu corpo um bom suprimento de nutrientes, você deve distribuir a ingestão de alimentos ao longo de todo o dia, preferencialmente na forma de três refeições principais e dois lanches saudáveis. Isso também evitará que tenha ataques de fome e que procure por doces.

O que são alimentos com baixo IG?

IG significa "índice glicêmico" (e CG é "carga glicêmica"). Tem a ver com a velocidade com a qual os carboidratos são quebrados pelo seu corpo e como os açúcares são liberados. Alimentos com alto IG, como chocolate, bolachas e pão de trigo, são quebrados rapidamente, dando-lhe um impulso energético instantâneo, rapidamente seguido por uma queda. Alimentos com baixo IG, como arroz integral, mingau de aveia e a maioria dos vegetais, são mais vagarosos, dando-lhe um suprimento de energia estável e deixando-o satisfeito por mais tempo. Eles também ajudam a manter estáveis os níveis de açúcar no sangue e de insulina; assim sendo, procure comer mais alimentos com baixo IG.

DETONANDO MITOS

Nunca mais poderei comer guloseimas.

Claro que poderá! Se chocolate, batatas fritas ou um copo de vinho são sua concepção de paraíso, simplesmente disponha de algumas de suas calorias de maneira que possa aproveitá-los umas ou duas vezes por semana. Se a maior parte de sua dieta for saudável, não há nada de errado em "gastar" algumas poucas calorias com alguma coisa de que você gosta muito. Isso o manterá feliz – e fortalecerá sua motivação.

O QUE AS PESSOAS DIZEM...

Na minha primeira avaliação de peso na clínica de emagrecimento, a balança subiu para 134 kg. O médico da clínica mostrou-me que os alimentos que eu comprava, a forma como os cozinhava e as quantidades que consumia estavam todos errados. Eliminou a manteiga, a banha de porco e o óleo para cozinhar – passei a assar e grelhar, ao invés de fritar. Comecei a comprar mais frutas e vegetais e menos sobremesas, pão de trigo e carnes gordurosas. Ainda podia consumir meu peixe favorito e batatas fritas uma vez por semana, mas não demorou muito e estava realmente desfrutando de uma dieta mais saudável (Cathy, 43 anos, agora com 70 kg e manequim 44).

A FORMA COMO VOCÊ COZINHA É IMPORTANTE

O modo de cozinhar faz toda a diferença para determinar o quão saudável será sua comida. Fritar em óleo aumentará o conteúdo de gordura, ao passo que cozinhar pode destruir vitaminas e minerais. Assar, grelhar e cozinhar no vapor são as melhores formas de manter os alimentos nutritivos e pouco gordurosos.

5. FAZENDO SUA DIETA FUNCIONAR

Agora que sabe como comer para perder peso, é hora de aplicar isso na vida real. Você pode querer investir em livros de receitas com indicação de calorias e experimentar cozinhar fazendo uso de pouca gordura. Mas por hora lhe daremos um ponto de partida com algumas refeições fáceis, do tipo "escolha e misture".

Este plano prevê uma ingestão diária de 1.200 calorias. A cada dia, simplesmente escolha qualquer café da manhã (200 calorias), almoço (300 calorias) e jantar (400 calorias, mais dois lanches (100 calorias cada). São sete opções de cada para começar; some ainda aproximadamente 250 ml de leite desnatado (100 calorias) para bebidas e cereais. Você pode trocar o almoço e o jantar, se achar melhor. Quem tiver permissão para maior ingestão de calorias pode acrescentar lanches.

Café da manhã

- Mingau preparado com 25 g de aveia, leite desnatado e 1 banana (colocar adoçante, se quiser).
- 1 ovo cozido e 1 torrada integral com 1 colher de sopa rasa de margarina com baixo teor de gordura, mais 1 maçã.

- Uma tigela grande de salada de frutas com 1 copo pequeno de iogurte desnatado e um punhado de sementes variadas.
- 1 fatia de torrada integral com 2 fatias de peito de peru e tomates grelhados.
- Meia fatia de pão torrado 1 um ovo mexido e 50 g de salmão defumado.
- 40 g de cereais com pouco açúcar e leite desnatado, mais um punhado de mirtilo.
- 1 fatia de torrada integral com requeijão, mais 1 pera.

Almoço

- Sanduíche com 2 fatias de pão de integral, 30 g de peito de frango ou peru, salada, e 1 colher de sopa de maionese *light*.
- 50 g de massa com metade de uma lata de molho de tomate com manjericão.
- Qualquer tipo de sopa fresca ou enlatada (até 200 calorias) e 1 pãozinho integral com 1 colher de sopa rasa de margarina com baixo teor de gordura.
- Omelete de cogumelo e pimentão feita com 2 ovos e salpicada com queijo ralado, e uma salada.
- 1 batata assada coberta com queijo *cottage* e uma salada.
- Sanduíche feito com 2 fatias de pão integral, 100 g de atum enlatado e salada mista, mais 1 banana.
- Salada mista de vagem e outras leguminosas (até 200 calorias), e 1 pãozinho integral com 1 colher de sopa rasa de margarina com baixo teor de gordura.

Jantar

- Uma grande salada grega feita com 60 g de queijo feta,[1] regada com molho para salada sem óleo e 1 pãozinho integral.
- 150 g de peito de frango assado (sem pele) com 100 g de batatas, duas porções de vegetais de sua escolha e molho de carne *light*.
- 150 g de filé de salmão grelhado com 50 g de arroz integral e salada mista grande.
- Omelete feita com 150 g de camarão, vegetais mistos da sua escolha, 1 colher de sopa de molho *chili* e uma porção pequena de macarrão integral tipo *noodles*.
- 125 g de peru picado ou 125 g de proteína vegetal, misturado com 60 g de trigo para quibe, pepino picado e cebolas, sobre folhas de alface.
- 100 g de vegetais assados em fatias com uma salada grande, mais 1 maçã.
- Uma porção pequena, assada, de uma massa feita de cogumelos e vagens com vegetais verdes à vontade, mais 1 iogurte *light*.

Lanches

- Uma porção de qualquer fruta.
- 2 bolinhos de farinha de arroz, cada um coberto com 1 colher de sopa de creme de amendoim.

---

[1] O queijo feta pode ser substituído por queijo meia cura, *cottage*, ricota, queijo minas, queijo de cabra ou muçarela de búfala. (N.T.)

- 1 pedaço de queijo fresco *light*.
- 4 quadradinhos de chocolate amargo.
- 1 punhado de castanha de caju.
- 1 punhado de vegetais crus com *homus light*.
- 1 copo de 150 ml de vinho seco ou vinho tinto.

DETONANDO MITOS

Café é livre de calorias.

Café preto não contém calorias propriamente ditas, mas acrescente leite integral, chocolate ou chantilly, que a conta das calorias pode chegar a mais de 300. Tome café com leite desnatado ou semidesnatado, sem açúcar ou com adoçante.

Estratégias para manter a linha

Coma regularmente e não irá sentir fome. Mas, para ter mais facilidade em manter um plano de alimentação saudável, seguem abaixo algumas dicas para deixar a tentação fora de alcance...

- *Planeje bem*. O sucesso de uma dieta consiste totalmente no planejamento. Decida sobre os cardápios da semana e faça compras de acordo com ele. Saiba o que comerá e quando, e terá menos probabilidade de procurar por lanches com base em seu estado de espírito e seus desejos.
- *Remova a tentação*. Se não consegue resistir a um biscoito de chocolate (ou a um pacote inteiro), simplesmente não

compre. No início de sua dieta, esvazie a cozinha de comidas não saudáveis que possam testar sua determinação – e nunca vá fazer compras com o estômago vazio!

- *Armazene coisas saudáveis de que você gosta.* Encha a geladeira com delícias saudáveis que você pode comer quando tiver um ataque de fome. Frutas são ótimas para gostosuras doces. *Smoothies* e iogurte *light* são saudáveis e deliciosos. Nozes e sementes fornecem "boas" gorduras e são valiosas fontes de proteínas.
- *Mantenha a variedade.* Ao ingerir as mesmas refeições dia após dia, logo ficará enjoado. Tente comprar ingredientes diferentes e faça algo novo a cada semana. Isso não apenas o manterá afastado do tédio, mas também lhe assegurará uma grande variedade de nutrientes.
- *Orçamento para guloseimas.* Uma dieta austera somente o deixará descontente. Inclua uma permissão calórica para suas indulgências favoritas uma ou duas vezes por semana. Você se sentirá menos carente e será mais fácil se ater a seu plano de dieta.

Agora é com você!

Antes de ir às compras semanais, faça um plano de refeições para os próximos sete dias e liste todos os ingredientes de que necessitará – adicione ingredientes saudáveis, tais como frutas e nozes. Compre somente o que você precisa. Decida colocar uma coisa nova em seu cesto de compras a cada semana, tal como uma fruta exótica ou vegetais que nunca experimentou antes. Mantenha seu guia calórico com você, caso tenha necessidade de verificar alguma coisa.

> **O QUE AS PESSOAS DIZEM...**
>
> Com 87 kg, sempre me senti sem saúde e exausta. Comecei a controlar minha ingestão de calorias e o tamanho das porções, cortando refeições prontas e substituindo-as por peixe fresco, frutas e muitos vegetais. Quando sentia vontade, tomava ocasionalmente vodka e tônica light. Estranhamente, eu com certeza comia mais do que quando estava com excesso de peso, mas era o alimento certo. Agora me sinto cheia de energia e confiante (Sandra, 46 anos, agora com 63 kg e manequim 42).

Trocas alimentares simples

Você continua achando difícil manter o consumo diário de calorias que lhe é permitido? A seguir, algumas trocas alimentares fáceis para reduzir calorias e gorduras:

- Troque leite integral por leite desnatado.
- Queijos e iogurtes *light* são tão saborosos quanto os gordurosos e, além disso, são ricos em cálcio.
- Escolha sucos naturais puros e água, em vez de néctar, polpas açucaradas ou refrigerantes.
- Bebidas destiladas contêm menos calorias que vinho ou cerveja.

- Troque molhos cremosos por molhos de tomates, que contêm pouca gordura.
- Escolha arroz cozido simples (preferencialmente arroz integral).
- Faça ovos mexidos, cozidos ou pochê, em vez de fritá-los.
- Consuma batatas assadas no forno, ao invés de batatas fritas.
- Picolés de fruta têm menos calorias que os cremosos.
- Escolha patês, margarinas, queijos, ou outros produtos para passar no pão, assim como molhos para saladas e maionese com baixo teor de gordura.

DETONANDO MITOS

Se o rótulo diz "baixo teor de gordura", deve ser saudável.

Às vezes, produtos com baixo teor de gordura compensam a falta de sabor com açúcar adicional. Não acredite automaticamente na embalagem – verifique as informações nutricionais.

Não se torne uma Cinderela

Ocasiões como festas, drinques com amigos e reuniões familiares podem tornar difícil a manutenção da dieta, mas o fato de estar em um plano alimentar saudável não deve estragar sua vida social. A seguir, alguns truques para evitar as "armadilhas" e atravessar esses "campos minados".

> **O QUE AS PESSOAS DIZEM...**
>
> Eu estava com 79 kg quando iniciei minha dieta. Tracei para mim um limite de 1.400 calorias por dia, e planejei minhas próprias refeições e lanches. Comecei a cozinhar todas as minhas refeições desde o início – não desisti de meus pratos favoritos; apenas fiz com que se ajustassem à minha ingestão calórica diária, usando ingredientes pouco gordurosos ou comendo porções menores. Eu levava minha lista com a contagem de calorias até a restaurantes (Eddie, 33 anos, agora com 57 kg e manequim 38).

- *Em um casamento ou uma festa*, escolha uma mesa tão longe quanto possível do bufê; dessa forma, terá menos probabilidade de beliscar e de retornar para pegar mais comida. Encha o prato com saladas, leguminosas cruas e carnes simples, e evite petiscos fritos e queijos.
- *Quando estiver tomando drinques com os amigos*, evite coquetéis açucarados, vinho e cerveja; prefira bebidas destiladas misturadas a bebidas com baixo teor de açúcar ou sem açúcar. Alterne cada drinque alcoólico com um refrigerante zero ou água.
- *Antes de sair para uma balada*, faça um lanche saudável contendo proteínas e carboidratos, tais como um ovo com torrada. Isso tirará a fome e diminuirá as probabilidades de ficar beliscando porções.

- *Se está indo a um restaurante*, veja se consegue verificar o cardápio *on-line* antecipadamente e quais as opções mais saudáveis. Uma vez lá, dispense o couvert, especialmente se for pão com manteiga. Peça molho para salada. Coma um antepasto ou uma sobremesa, mas não os dois (ou divida um). Peça uma taça de vinho, e não uma garrafa.
- *Convite para jantar em família?* Ofereça-se para contribuir com um prato, e cozinhe algo saudável, com pouca gordura. Encha pelo menos a metade de seu prato com vegetais.

6. EXERCITAR-SE É IMPORTANTE

A segunda parte da equação *energia para dentro* versus *energia para fora* envolve queimar as calorias excessivas e impulsionar o metabolismo. Como explicado no capítulo 3, se você queima mais calorias do que ingere, seu corpo quebrará a gordura armazenada para liberar energia.

É possível emagrecer apenas fazendo dieta – por exemplo, se você tem alguma deficiência ou problemas de mobilidade. Mas, se pode fazer alguns exercícios várias vezes por semana, perderá peso mais rapidamente. Desenvolverá também músculos, dando-lhe uma aparência mais tonificada e melhorando sua postura. Pode inclusive ajudar a estabilizar os níveis de açúcar no sangue, reduzindo-os e tornando mais fácil continuar com uma dieta saudável.

Se acha que ir à academia é um pesadelo, não se preocupe – no capítulo 7 irá conhecer um programa de exercícios alegre, fácil e adequado a você.

Os benefícios de ficar em forma

Assim como acelerar a perda de peso e ajudar a manter a flacidez bem longe de você, há muitas vantagens em ficar em forma. Não está convencido? Verifique a seguir os benefícios...

- *Menores probabilidades de desenvolver doenças.* Os exercícios aumentam a imunidade, de modo que terá menores probabilidades de pegar viroses ou gripes. Se mesmo assim ficar doente, as chances de ficar de cama são bem menores e se recuperará mais rapidamente.
- *Melhora do sono.* Exercícios regulares melhoram a qualidade do sono. Você achará mais fácil adormecer e acordará sentindo-se mais disposto.
- *Melhora da capacidade cerebral.* Exercitar-se até suar aumenta a agilidade mental. Pode até ajudar a reverter os efeitos da idade no cérebro e baixar o risco de senilidade.
- *Ficará mais feliz.* O exercício libera os hormônios de bem-estar – serotonina e endorfina –, os quais combatem o estresse e têm efeito positivo em seu estado de espírito. Foi provado que se manter em forma ajuda quem tem depressão.
- *Melhora da pele.* Com a melhora do fluxo sanguíneo, a pele recebe mais nutrientes e se renova, substituindo as células mortas e tornando sua tez mais clara e brilhante.
- *Mais energia.* Quanto mais ativo estiver, mais energia terá. Use-a ou perca-a!
- *Viva mais.* O exercício desempenha um importante papel na redução do risco de doenças graves, incluindo câncer de cólon e próstata e doenças cardíacas.

O QUE AS PESSOAS DIZEM...

Com 87 kg, eu odiava me olhar no espelho. Também tive depressão pós-parto, que se transformou em um problema de longo prazo. Nunca havia me sentido tão para baixo. Meu médico sugeriu que eu tentasse perder peso e entrar em forma. Peguei uma bicicleta velha de minha sogra e comecei a usá-la três vezes por semana. Eu não fazia exercícios há anos, mas logo desenferrujei e troquei a bicicleta por um aparelho de treinamento múltiplo (*cross-trainer*). Também comecei a fazer natação duas vezes por semana. Dois anos depois, me sinto uma nova mulher. Estou mais saudável, minha pele está brilhando e minha depressão foi embora. Meu marido diz que é como ter uma nova esposa (Zeta, 34 anos, agora com 60 kg e manequim 40).

Três tipos de exercícios

Para conseguir todos os benefícios, os exercícios físicos devem incluir três tipos – e, idealmente, você deve fazê-los nesta ordem.

- *Exercício cardiovascular.* "Cardio" é o exercício que aumenta o batimento cardíaco e torna a respiração mais forte. É algumas vezes chamado de exercício "aeróbico", e é ótimo para o coração e os pulmões. Ele queima muitas calorias e aumenta o metabolismo, o que o ajuda a perder peso. Esse tipo de exercício inclui corrida, ciclismo, dança, aulas de aeróbica, remo, natação – qualquer coisa que faça o coração pulsar mais rápido. Os exercícios de "alto impacto" são aqueles em que seus dois pés deixam o chão ao mesmo tempo, como correr ou pular corda. Já os de "baixo impacto", como ciclismo ou natação, fazem você colocar menos força nas suas juntas, e são frequentemente uma escolha mais segura para começar, se estiver com sobrepeso.

- *Treino de resistência.* Também conhecido como "treino de força", corresponde a qualquer exercício que use contrações musculares para ganhar força, como levantamento de peso, cordas elásticas ou aparelhos de musculação. Pode ser também exercícios que envolvam trabalhos com o peso do seu corpo, como flexão de braço, agachamento e abdominais. Natação também oferece resistência, pois é preciso vencer o peso da água. Treino de resistência aumenta o ganho de força e a densidade muscular. É útil para a perda de peso, pois o músculo é metabolicamente ativo, queimando mais calorias que outros tecidos do corpo, até mesmo em descanso. Então, crie músculos, e eles continuarão queimando calorias, mesmo quando estiver dormindo! Isso também dará a você uma aparência mais tonificada.

- *Alongamentos.* O alongamento dos músculos após o exercício é importante, pois aumenta a flexibilidade e ajuda a prevenir danos e dores musculares. Também ajuda a desenvolver músculos longos e magros que o farão parecer mais esbelto. Faça cada alongamento suavemente, gastando cerca de trinta segundos em cada um. Sinta o alongamento em cada músculo, mas não exagere a ponto de doer. Com o tempo, será capaz de se alongar mais e ficará mais flexível. Um livro ou um instrutor podem ensinar alongamentos específicos para os músculos que usou durante seu treino.

> **DETONANDO MITOS**
>
> **Treinamento de peso me deixará "bombado".**
>
> Não confunda treinamento de peso com levantamento de peso, levantamento de potência (*power lifting*) ou fisiculturismo. Isso requer dedicação séria e trabalho duro, associado à utilização de aparelhos extremamente pesados e uma dieta alta em proteínas, a fim de desenvolver músculos grandes. Isso não acontece por acaso! Então, mulheres, não se preocupem em desenvolver um físico excessivamente masculino – isso não vai acontecer.

POSSO MIRAR AS ÁREAS EM QUE TENHO MAIS PROBLEMA?

Assim como a construção da densidade muscular, o treinamento de resistência pode ajudá-lo a fortalecer áreas específicas que o preocupam. Se quer ter um abdômen definido, abdominais ou esmagamentos vão ajudá-lo a comprimir seu diafragma. Você detesta seus braços? Fazer alguns levantamentos com pesos livres ou aparelhos de musculação na academia fortalecerão a área do braço.

> ### O QUE AS PESSOAS DIZEM...
>
> Quando me inscrevi para uma trilha beneficente no Peru, eu pesava 97 kg, e sabia que precisava ficar em forma para conseguir fazer a trilha. Comecei a me exercitar, iniciando com uma corrida de 45 minutos pela manhã e 1 hora de ciclismo ao anoitecer. Eu me senti tão bem ao perder peso, que isso me estimulou a seguir em frente. Oito meses depois, havia perdido 32 kg! A viagem ao Peru foi fantástica e ainda consegui muitos elogios pelos meus exercícios. Minha mulher pensa que estou doido em levantar cedo para correr, mas isso realmente me prepara para o dia (Simon, 53 anos, agora com 65 kg).

Aquecer-se e resfriar-se

É vital se aquecer no começo de um treino. Isso aumentará a frequência dos batimentos cardíacos e a temperatura do corpo, as juntas ficarão mais flexíveis e os músculos preparados para se exercitar. Se não se aquecer, você estará mais suscetível a uma distensão muscular. Então, sempre gaste os primeiros 5 minutos fazendo algo suave, como marchar sem sair do lugar e fazer movimentos circulares com os braços. Ou tente uma versão mais lenta de qualquer exercício – se estiver usando uma bicicleta ergométrica, pedale lenta e calmamente nos minutos iniciais.

Resfriar-se após o seu treinamento é igualmente importante. Isso permite a seu corpo retornar ao estado normal de descanso, deixando você menos propício a sentir dores ou a ter fadiga muscular pós-exercício. Então, diminua o ritmo ao final de seu treinamento. Esse também é o momento para fazer alongamentos, enquanto os músculos ainda estão quentes.

O detonador de gordura secreto

Embora todos os exercícios o ajudem a queimar calorias e a tonificá-lo, há uma técnica para queimar gordura mais rápido. É chamada de "treinamento intervalado" e pode ser aplicada em qualquer forma de exercício cardíaco.

Treinamento intervalado simplesmente significa alternar entre explosões de exercícios intensos, os quais aumentam drasticamente os batimentos cardíacos, e períodos de movimentos lentos e recuperadores. Por exemplo, se está correndo ou andando de bicicleta, vá o mais rápido que puder por 1 ou 2 minutos; em seguida, reduza a velocidade (mesmo se estiver caminhando) por 3 ou 4 minutos. Acrescente a isso outros dois minutos de velocidade máxima, depois quatro em etapa mais lenta, e assim por diante.

O treinamento intervalado mostrou-se mais eficaz para se chegar a uma boa forma e queimar mais rapidamente gordura do que exercícios moderados, durante o mesmo período de tempo, provavelmente devido aos efeitos de impulso metabólico dos intervalos de alta intensidade.

> **DETONANDO MITOS**
>
> **Deveria tentar exercitar-me todos os dias.**
>
> Mesmo os exercícios pesados exigem no mínimo um dia de repouso por semana. Isso proporciona aos músculos uma oportunidade de descansarem e se recuperarem.

Agora é com você!

Você está pronto para impulsionar seus níveis de atividade e começar a exercitar-se para ajudar na perda de peso? Que outros benefícios obteria com o fato de exercitar-se? Escreva uma lista com todos os benefícios que conquistaria pelo fato de estar em boa forma, tais como dormir bem e melhorar o estado de espírito e o humor. Em seguida, vá ao próximo capítulo para descobrir como criar um plano de exercícios que funcione para você.

7. FAZENDO O EXERCÍCIO FUNCIONAR

Agora que conhece a teoria, é hora de colocá-la em prática. Se a simples ideia de ir à academia lhe causa calafrios, ou se acha que dar uma volta no quarteirão é um esforço muito grande, não se preocupe. Existem atividades que lhe darão prazer e que você achará fácil de realizar, bem como maneiras de aumentar gradualmente seus níveis de atividade – de modo indolor.

Encontre algo de que goste

A coisa mais importante é encontrar uma atividade agradável. Se vestir uma peça de *lycra* para ficar saltando em uma aula de aeróbica é sua ideia de tortura, ou se tem calafrios ao pensar em se expor em um maiô, não se force a fazê-lo. Existem várias outras atividades que elevarão sua frequência cardíaca. Talvez você sempre tenha desejado aprender a dançar. Ir de bicicleta para o trabalho – ou pedalar por simples prazer – o atrai? Que tal pular corda, bambolear, ou jogar *frisbee*? Qualquer coisa que aumente a frequência cardíaca por 30 minutos, várias vezes por semana, será suficiente.

Da mesma forma que com exercícios de resistência, se sabe que nunca irá cumprir um plano de treinamento de musculação, comece a pensar em algo diferente. Uma sessão de trabalhos de jardinagem ou de "faça você mesmo" pode ajudar a exercitar alguns músculos (com certeza você vai sentir isso no dia seguinte). Caminhadas em aclives são um excelente exercício para as pernas. Ou que tal dedicar-se a algo novo, como pilates?

A escolha do exercício também envolve autoconhecimento. Algumas pessoas gostam de mensurar e esquematizar seu progresso – nesse caso, um equipamento de ginástica que lhe indique a distância e a velocidade em que correu ou andou de bicicleta é ideal. Se quer se divertir enquanto entra em forma, aulas de zumba, patinação, artes marciais, cavalgar ou jogar tênis podem ser uma boa ideia.

Agora é com você!

Considere o que deseja obter através de exercícios. Você gosta de verificar seu progresso? Prefere exercitar-se em grupo ou sozinho? Há algum jogo ou habilidades que gostaria de aprender? Faça uma lista das atividades que o atraem e pesquise as aulas em academias e clubes. Experimente diversas atividades diferentes, a fim de achar aquelas que mais lhe agradam.

Começando

Embarcar em um novo plano de exercícios pode ser assustador, principalmente se não se exercita há anos (ou nunca se exercitou). Se você se atirar diretamente em um trabalho radical de uma hora de duração, logo terá pavor de suas sessões de exercícios e desistirá – além de correr o risco de sofrer lesões. O segredo é começar suavemente e ir devagar.

- *Consulte um médico.* Caso tenha qualquer problema de saúde, esteja muito acima do peso, ou não se exercite há muito tempo, consulte um médico primeiro. Ele poderá aconselhá-lo e orientá-lo claramente sobre os tipos de exercícios mais indicados.
- *Vá devagar.* Há muito tempo para desenvolver seus níveis de *fitness*. Se está fora de forma, caminhar é uma ótima maneira de começar. Determine como desafio caminhar energicamente um par de quilômetros, três vezes por semana. À medida que for ficando mais fácil, acrescente mais um quilômetro, e depois outro. Caso participe de aulas, não se esforce mais do que consegue. Ouça seu corpo e descanse quando precisar – o instrutor e os outros alunos irão compreender.
- *Escolha exercícios de baixo impacto.* Se estiver muito acima do peso, faça exercícios de baixo impacto até que tenha emagrecido um pouco. Exercícios de alto impacto, como correr ou pular, colocam pressão sobre os joelhos e tornozelos, e o fato de se estar mais pesado aumenta o risco de lesões. Caminhada rápida, natação ou andar de bicicleta são mais leves nesse caso.
- *Busque orientação profissional.* Caso se sinta incapaz de fazer atividade física, busque a orientação de um especialista. Caso frequente uma academia, haverá instrutores

que podem explicar o funcionamento dos equipamentos e sugerir um programa específico para você. Se participa de aulas, converse com os professores antecipadamente. Eles podem dar-lhe algumas indicações e ficar de olho em você para se assegurar de que esteja fazendo os movimentos de forma correta.

O QUE AS PESSOAS DIZEM...

Eu pesava 79 kg e não me sentia nem um pouco saudável. Foi quando minha irmã me deu sua velha bicicleta. Eu não andava de bicicleta desde os 10 anos, mas achei que poderia ser divertido. Não demorou muito e passei a fazer o caminho de ida e volta para o trabalho com a bicicleta. Isso me deu confiança, além do que, eu tinha mais energia e minha mente estava mais aguçada também. Agora, ando 160 km por semana, associei-me a um clube de ciclistas e fiz até um *tour* de 1.600 km. Isso se tornou meu passatempo favorito, e conheci muitos amigos através dele, inclusive meu namorado (Susan, 36 anos, agora com 67 kg e manequim 42).

Seu *kit* de *fitness*

Existem muitos equipamentos de *fitness* nos quais você pode investir se desejar, desde bicicletas ergométricas, passando por aparelhos de levantar peso até todos os tipos de equipamentos de esporte extravagantes. Mas, se está com pouco dinheiro, você precisa apenas de algumas poucas coisas...

- *Roupas soltas e confortáveis.* Shorts ou calças de malha e uma camiseta serão ideais.
- *Um bom sutiã para prática de esportes.* Isso é vital para as mulheres, especialmente se têm seios grandes. Manter tudo no lugar as deixará confortáveis enquanto se exercitam. Sem usar um bom sutiã, o balanço do exercício deixará seus seios flácidos.
- *Bons tênis.* Eles são essenciais para exercícios que envolvem impacto, especialmente corrida. Se não usar calçados esportivos confortáveis, com bastante amortecimento e balanço, correrá risco de se lesionar.
- *Uma garrafa de água.* É vital para manter a hidratação enquanto se exercita, então beba bastante água antes, durante e depois do exercício.

DETONANDO MITOS

Não tenho condições financeiras.

Aulas de ginástica em academias podem pesar em sua conta bancária, mas há várias maneiras de ficar em forma sem gastar muito. Andar, correr e fazer trilhas não custam nada (exceto um bom par de tênis). Compre um DVD de *fitness* e use-o o quanto quiser em sua casa. Garrafas de água ou latas de comida podem ser boas substitutas para levantamentos de peso. Estar sem dinheiro não é desculpa para não ficar em forma.

Estratégias para não desistir

Nem sempre é fácil se ater a um programa de atividade física. Quando é preciso encaixá-lo entre as responsabilidades de trabalho e família, provavelmente será a primeira coisa a ser descartada. Aqui estão algumas dicas para ajudá-lo a não desistir...

- *Anote em seu diário/agenda.* Trate seus exercícios como datas que não podem ser deixadas de lado. Se tem apenas uma vaga intenção de fazer três exercícios na semana, é fácil colocá-los de lado se está ocupado e cansado. Programe sessões em seu diário, e deixe claro para as outras pessoas que estará ocupado, assim não as cancelará a não ser que seja absolutamente necessário.
- *Diversifique.* Conforme o corpo se acostuma com certo plano de exercícios, a forma e a perda de peso tendem a "estacionar". O segredo é manter uma variação e desafiar o corpo. A cada seis semanas aproximadamente, tente algo novo, ou mude/aumente algo em seu exercício normal – corra um pouco mais ou adicione mais peso, aumentando sua resistência. Faça algo que mantenha o exercício interessante e o ajude a avançar.
- *Tenha um "parceiro".* Pesquisas mostram que as pessoas se mantêm mais fiéis a uma programação ao exercitarem-se com um companheiro. Vocês podem encorajar-se mutuamente, tentar esportes em duplas, como *badminton*. Se marcar uma caminhada ou corrida com um amigo, será

mais difícil arranjar uma desculpa para não ir, pois irá preocupar-se em não desapontá-lo.
- *Defina objetivos pessoais.* Ter objetivos o desafiará e o manterá motivado. Atualmente anda 3 km? Esforce-se para andar 4 km. Pedala a uma velocidade de 10 km por hora em uma bicicleta ergométrica? Tente aumentar a marcha a cada quilômetro. Se você é alguém que aceita um desafio sério, inscreva-se em uma prova de 5 ou 10 km, assim terá que treinar para participar.

DETONANDO MITOS

***Personal trainers* são apenas para os ricos e famosos.**

Um *personal trainer* pode parecer extravagante, mas muitas pessoas contratam esse profissional para conseguir ajuda extra no planejamento de seus exercícios e para se manterem motivadas. Eles podem ser um investimento caro, mas, ainda que tenha um encontro com um *personal trainer* a cada dois meses, isso pode ajudá-lo a manter-se nos trilhos e a progredir.

Mantenha-se ativo diariamente

Estar em forma não significa apenas participar de aulas de ginástica na academia – significa, sim, tornar sua vida diária mais ativa. Então, fique de olho em maneiras de manter seu corpo em movimento, especialmente se trabalha em algo que o mantém sentado o tempo todo. Eis algumas ideias:

- Faça qualquer percurso de menos de 1 km a pé, ao invés de ir de carro.
- Suba as escadas, ao invés de usar elevador ou escadas rolantes.
- Faça uma caminhada com um colega durante a hora de almoço.
- A cada hora, faça uma pausa no trabalho para se alongar e dar uma volta.
- Desça do ônibus um ponto antes e ande o resto do caminho.
- Ande até a sala de um colega para entregar uma mensagem, ao invés de mandar um e-mail.
- Marche sem sair do lugar durante todo comercial de TV.
- Estacione o carro o mais longe possível da saída, quando parar em um estacionamento.

O QUE AS PESSOAS DIZEM...

Como mãe solteira, aulas em academia não são práticas para mim. Ao invés disso, comecei a ir fazer compras empurrando o carrinho do bebê, ao invés de pegar um ônibus. Levo minha filha ao parque diariamente para brincar, o que me cansa bastante! Também peguei emprestada uma bicicleta ergométrica e comecei a usá-la em casa, depois que minha filha dorme. Eu pesava 75 kg quando comecei. Agora estou magra, em forma e confiante, e, quando minha filha começar a ir para a escola, farei aulas de aeróbica durante o dia (Gemima, 24 anos, agora com 57 kg e manequim 38).

8. OUTRAS FORMAS DE AJUDAR NA PERDA DE PESO

Até agora, você sabe que não existe fórmula mágica quando se trata de perda de peso e que queimar mais energia do que as que você ingere é a chave para ver os quilos em excesso irem embora. Contudo, existem alguns hábitos saudáveis que podem ajudar seu corpo a funcionar melhor e liberar a gordura armazenada com maior eficiência.

Nunca pule o café da manhã

Todos nós já ouvimos dizer que o café da manhã é a refeição mais importante do dia, mas é tentador supor que, se pular o desjejum, você pode "economizar" algumas calorias e perder mais peso. Errado! Pesquisas mostram que pessoas que tomam café da manhã todos os dias têm menor probabilidade de ter sobrepeso do que aquelas que regularmente começam o dia de estômago vazio.

Isso se deve ao fato de o metabolismo cair durante a noite para preservar energia e conduzi-lo através do "jejum" noturno. Você deve quebrar esse jejum ("break-fast", em inglês) para ativar seu metabolismo. Além disso, se não abastecer o corpo para o início do dia, seus níveis de energia cairão bruscamente, e lá pelo meio da manhã considerará os lanches gordurosos e açucarados quase irresistíveis.

> **DETONANDO MITOS**
>
> **Cereais no café da manhã é o ideal.**
>
> Muitos cereais – mesmo os que dizem ser "saudáveis" ou indicados para quem quer emagrecer – têm alta taxa de açúcar. Um aumento precipitado de açúcar no sangue não é um bom caminho para começar o dia: no meio da manhã, você terá queda de energia e desejará outra injeção de alimentos doces. Grãos de cereais integrais sem adição de açúcar ou sal é uma boa escolha; portanto, escolha seus cereais cuidadosamente. Algum que contenha nozes e sementes é até melhor, pois fornecerá proteínas. Veja o capítulo 5 para outras escolhas saudáveis de café da manhã.

Durma pelo menos 8 horas

Não dormir suficientemente pode aumentar a produção do hormônio grelina (que desencadeia a sensação de fome) e diminuir a produção de leptina (que informa a seu cérebro quando você está saciado). Ao combinarem-se, eles fazem você sentir mais fome durante o dia. A falta de boas horas de sono pode também atrapalhar os níveis de insulina, levando-o a ansiar por doces e alimentos que são fontes rápidas de energia.

Há também algumas evidências que mostram que sono insuficiente pode levar o corpo a queimar mais músculos do que gorduras para liberar energia. Isso significa não apenas que queimará menos gordura corporal, mas que os músculos diminuirão seu metabolismo.

Pesquisas no Obesity Research Center (Centro de Pesquisas de Obesidade) da Universidade de Colúmbia (EUA) concluíram que pessoas privadas de sono têm 73% mais probabilidades de sofrer com problemas de peso que aquelas que dormem de 8 a 9 horas por noite. Quer melhor desculpa para ir mais cedo para a cama?

Beba bastante líquidos

Um corpo bem hidratado funcionará melhor, eliminará produtos residuais com mais eficiência e liberará gordura das células mais facilmente. Se ficar desidratado (e muitos de nós estão levemente desidratados na maior parte do tempo), seus processos internos tornar-se-ão mais lentos. Você também se sentirá com pouca energia e, assim, tenderá a ser menos ativo.

Tenha como objetivo beber 2 litros (por volta de 8 copos grandes) de líquidos por dia – ainda mais se estiver fazendo exercícios. Pode parecer muito, mas, se mantiver uma garrafinha de água em sua mesa de trabalho e for tomando pequenos goles, logo terá alcançado sua cota. Isso também melhorará a pele e elevará os níveis de concentração.

Além disso, muitas vezes achamos que temos fome quando, na verdade, estamos com sede, de maneira que beber algo pode aliviar o desejo de comer um lanche. Tomar água é o melhor, mas sucos de fruta diluídos e sem açúcar, chá, café e infusões de ervas também são boas opções para a ingestão diária de líquidos.

O QUE AS PESSOAS DIZEM...

Quando meu peso chegou a 79 kg, percebi que precisava entrar em ação, de modo que iniciei um plano de dieta saudável. Toda vez que sentia fome, bebia 1 copo de água, antes de pegar algo para comer. Fiquei espantada com a frequência com a qual confundia fome com sede. Dessa maneira, devo ter economizado milhares de calorias (Debbie, 33 anos, agora com 65 kg e manequim 42).

Coma devagar

Todos nós somos culpados por, muitas vezes, apenas engolir o alimento – às vezes, mal temos tempo para saboreá-lo. Contudo, comer rápido demais não é bom para a digestão ou para manter o peso. Comer devagar e mastigar o alimento cuidadosamente permite que as enzimas digestivas funcionem, melhorando a digestão e a absorção de nutrientes. Isso também dá tempo ao cérebro de registrar que o estômago está cheio (o que pode levar em torno de 20 minutos). Comece a comer mais devagar, saboreando cada porção e mastigando bem.

Diminua o sal

Todos nós precisamos de uma pequena quantidade de sal em nossa dieta, mas o excesso dessa substância é ruim para nossa saúde, aumentando a pressão arterial e elevando o risco de AVC e problemas cardíacos. Embora não contenha calorias, um nível mais elevado de sal também gera mais sede e causa retenção de líquidos, uma vez que o corpo procura manter a concentração correta de eletrólitos. Adultos não deveriam consumir mais de 6 g de sal por dia (o que equivale a 1 colher de chá), mas a maioria de nós consome significativamente mais. Portanto, fique de olho nas tabelas nutricionais e evite adicionar sal às refeições. Tente utilizar alternativamente um sal com teor reduzido de sódio e acrescentar sabor com o uso de ervas e condimentos

---

DETONANDO MITOS

Raramente como sal!

Infelizmente, o sal é encontrado na maioria dos alimentos processados – mesmo os mais básicos como pão industrializado e feijão enlatado. Os níveis de sal em refeições prontas podem ser extremamente prejudiciais à saúde. Habitue-se a escolher variedades com baixo teor de sal e verifique as informações nutricionais dos alimentos para reconhecer o sal que foi camuflado.

Coma pouco e com frequência

Muitas pessoas, ao tentarem perder peso, acreditam que comer pouco e com frequência funciona melhor para elas. Isso realmente ajuda a manter o metabolismo funcionando. Além do mais, mantém os níveis de glicose estáveis, o que o torna menos propenso a sofrer uma queda de energia e cair na tentação de comer um doce para dar-lhe mais ânimo. Assim, ao invés de três grandes refeições por dia, faça três refeições menores e dois ou três lanches saudáveis, em intervalos de 3 horas.

O QUE AS PESSOAS DIZEM...

Com 83 kg e cada vez mais gorda, eu estava preocupada. Mas, quando parei de beliscar entre as refeições, acabei me sentindo cansada e com tonturas. Então, fazia uma pausa e pegava uma barra de chocolate ou um refrigerante para me reanimar. Descobri que beliscar alimentos com baixo teor de glicose, como bolo de aveia, nozes e sementes, mingau e maçãs regulava os níveis de energia e ajudava a me sentir mais equilibrada. Logo parei de desejar comer alimentos açucarados e o cansaço foi embora – e o peso também diminuiu (Karen, 35 anos, agora com 55 kg e manequim 36).

Diminua o estresse

Em períodos de estresse, o corpo produz cortisol, um hormônio que incita a comer. Cortisol aumenta a produção de insulina e os níveis de glicose (açúcar), que é armazenada em forma de gordura. Níveis altos de cortisol também tornam você mais suscetível a estocar gordura em seu abdômen, uma vez que as células de gordura nesse lugar são mais sensíveis ao hormônio. Isso não contribui apenas para criar os chamados "pneuzinhos" ou para formar a tal barriga de cerveja, mas também pode colocar sua saúde em risco, provocando problemas cardíacos e diabetes.

Se está constantemente extenuado, procure achar meios de se desestressar. Delegue mais em seu trabalho, extravase suas frustrações em atividades físicas, tente conseguir um pouco de tempo para você, para tomar um banho relaxante – qualquer coisa que o ajude a descontrair e a baixar os níveis de estresse.

Agora é com você!

Todas essas dicas não são boas apenas para emagrecer – elas também ajudarão a impulsionar a saúde em geral. Assim, comece a praticá-las imediatamente, em preparação a seu programa de emagrecimento. Se lhe parecem mudanças demais para fazer de uma só vez, escolha apenas um único hábito saudável de cada vez no qual se concentrar, e assim que cada um se tornar algo natural em sua rotina diária, acrescente outro. Releia este capítulo de tempos em tempos durante seu desafio de perda de peso, como se fosse um lembrete dos padrões benéficos que deseja cultivar.

PRODUTOS PARA EMAGRECIMENTO FUNCIONAM?

Há muitos produtos que afirmam ajudar no emagrecimento, desde suplementos herbais a "ímãs de gordura" e comprimidos que incham no estômago, dando a sensação de saciedade. Existe pouca evidência clínica de que esses produtos ajudam a acelerar a perda de peso, muitos não têm sequer pesquisas que os sustentem, e outros não funcionam por conta própria – você ainda precisará melhorar sua dieta e seus níveis de atividade para perder peso.

Muitos produtos causam efeitos colaterais desagradáveis, tais como excesso de gases, dor de estômago, diarreia ou sensação de calor e tremores. Outros, ainda, como aglutinantes de gordura, podem impedir a absorção de nutrientes solúveis em gordura, inclusive vitaminas A e K. De modo geral, o melhor a fazer é ater-se a uma dieta saudável e a um plano de exercícios, e talvez ingerir um suplemento multivitamínico e um mineral, para assegurar-se de que não terá deficiência de nenhum nutriente importante.

Cirurgias para perda de peso

As cirurgias para obesidade ganharam muita publicidade nos últimos anos, e algumas celebridades perderam quantidades impressionantes de peso com elas.

É verdade que algumas pessoas consideram a cirurgia para perda de peso efetiva. Mas lembre-se de que, como toda cirurgia, ela apresenta riscos como infecção, lesão acidental, coágulos sanguíneos, hérnia, complicações anestésicas, e até morte. Também pode levar à subnutrição e a problemas de saúde associados, tais como anemia e osteoporose, diarreia, constipação, obstrução gástrica, náusea, úlcera e cálculos biliares.

Se estiver realmente decidido a fazer uma cirurgia, peça a seu médico que lhe recomende um especialista. Serão necessários exames pré-operatórios e pode ser interessante ter um acompanhamento psicológico após a cirurgia.

9. MANTENDO A MOTIVAÇÃO

Agora você já sabe como perder peso devagar, de forma constante e razoavelmente indolor. Mas, evidentemente, todos nós sabemos que não é tão fácil assim. Manter uma dieta quando se está acostumado a comer o que vê pela frente e disciplinar-se a fazer exercícios sem vontade são desafios duros. Conservar-se motivado por meses a fio não é tarefa fácil, principalmente se a perda de peso desacelera por um tempo.

É aqui que retornamos à maior arma de perda de peso: o cérebro. Existem muitas maneiras de elevar sua motivação. A seguir, elencamos dez estratégias testadas e aprovadas para ajudá-lo a permanecer firme durante os momentos mais difíceis.

1. Estabeleça pequenas metas

Caso tenha muitos quilos a perder, poderá sentir-se oprimido por essa tarefa. O progresso poderá demonstrar-se lento, fazendo com que perca a vontade de seguir em frente. Divida sua perda de peso em pequenas metas atingíveis – digamos 3 kg por vez. Celebre cada passo rumo ao objetivo desejado. Talvez até prometa a si mesmo uma pequena recompensa por atingir cada meta, como um luxuoso banho de espuma, ingressos para um evento esportivo ou um livro que esteja com vontade de ler.

> **O QUE AS PESSOAS DIZEM...**
>
> Com 102 kg, eu tinha muito peso a perder, e esse processo estava sendo tão lento – meio kg ou 1 kg por semana – que me perguntava se algum dia atingiria minha meta. Então, comecei a estabelecer metas menores: 3 kg até meu aniversário; 1,5 kg até determinada festa. Isso fez a perda de peso parecer mais viável. Quatro meses mais tarde, eu havia perdido 13 kg, e as pessoas começaram a me cumprimentar. Depois de 14 meses, atingi meu peso ideal e me senti fantástica (Jenny, 25 anos, agora com 67 kg e manequim 40).

2. Faça um diário de dieta

Pesquisas mostram que registrar tudo que tenha comido gera mais probabilidade de permanecer na dieta e de consumir menos calorias no geral. Registre cada refeição, lanche e bebida, inclusive cada "belisco" que ingerir durante o dia. Reveja-o semanalmente – você poderá ficar surpreso ao descobrir que está comendo muito mais do que pensava. O diário também o ajudará a ver padrões se desenvolvendo, a identificar o que está funcionando melhor para você, ou a perceber se a ingestão de calorias aumentou sem que tenha notado. Se também mantiver um diário de seu humor e de seus sentimentos, isso poderá colaborar para identificar padrões emocionais que possam estar levando-o a comer mais. No final deste livro há um exemplo de como elaborar uma planilha de dieta.

3. Registre seu progresso

Não há nada que se assemelhe a ver os quilinhos a mais indo embora para encorajá-lo a continuar. Faça uma planilha ou gráfico no qual coloque o peso que perdeu em cada semana. Pendure-o em algum lugar em que possa vê-lo, como na geladeira. Quando tiver uma semana decepcionante ou começar a perder o entusiasmo, visualizar o gráfico irá lembrá-lo do quão longe já foi. Há uma planilha no fim do livro que poderá ser bem útil. É importante manter anotações de suas medidas e de como elas estão mudando. Ou, talvez, tirar uma foto de si mesmo a cada 3 kg perdidos e ficar feliz observando seus progressos.

DETONANDO MITOS

Devo me pesar todos os dias.

Seu peso naturalmente oscila de meio a 1 kg por dia, devido à retenção de líquidos e atuação dos hormônios. Quando a balança não diminui por alguns dias – ou até mesmo sobe –, você talvez fique desmotivado e sinta vontade de desistir. Mas essas flutuações diárias não refletem a perda geral de peso. Pese-se não mais de uma vez por semana para ter uma medida confiável de seu progresso. Procure fazer isso no mesmo período do dia – idealmente, deve ser a primeira coisa a ser feita de manhã, antes de comer, e sem roupas.

4. Mantenha-se motivado

A motivação pode vir na forma de um evento especial futuro – seu casamento, uma festa, as férias de verão ou um feriado no qual terá que expor seu corpo na praia. Verifique quanto peso pode perder realisticamente até o evento e marque a data numa planilha, assim terá uma meta. Continue se lembrando do motivo de querer perder peso e do quanto vai se sentir mais feliz quando isso se realizar.

5. Tenha pessoas a seu redor

O apoio de pessoas pode fazer toda a diferença, então peça a amigos, família e cônjuge que o ajudem. Eles podem evitar lhe tentar com certas guloseimas e encorajá-lo a se exercitar, quando não estiver com vontade. É ainda melhor quando se tem um amigo que também quer perder alguns quilos, pois um pode incentivar o outro.

Mas tenha cuidado: nem todos querem vê-lo perder peso. Algumas pessoas podem se sentir ameaçadas por essa ideia de que esteja se tornando uma nova pessoa, mais confiante. Se souber de alguém que esteja boicotando seus esforços ou colocando tentações em seu caminho, pode ser melhor vê-lo com menos frequência enquanto emagrece – ou ao menos evitar fazer refeições com tal pessoa – e manter o objetivo da perda de peso em segredo.

> **O QUE AS PESSOAS DIZEM...**
>
> Meu marido Ted estava com 130 kg e eu, com 97 kg. Nós sabíamos que ambos precisávamos fazer algo com relação ao excesso de peso, e tomamos a iniciativa de fazer isso juntos. Deixar de comprar certos alimentos e dizer "não" ao nosso deleite açucarado foi difícil, mas estávamos determinados, e o fato de um dar apoio ao outro tornou tudo mais fácil. Também passamos a fazer longas caminhadas e a andar de bicicleta. Foi um projeto em conjunto, e sem o encorajamento recíproco nunca teríamos perdido tanto peso (Mandy, 46 anos, agora com 65 kg e manequim 42; Ted também perdeu mais de 32 kg).

6. Pense positivo

Ao invés de focar no quão infeliz se sente agora, foque no quão feliz ficará quando alcançar seu objetivo. Isso ajudará a alcançar sua meta. Então, ao invés de dizer a si mesmo "não quero ser gordo e triste" (o que simplesmente reforçará seus sentimentos negativos), diga "em breve estarei magro, confiante e feliz". Você se sentirá mais encorajado a tornar isso uma realidade. Da mesma forma, não pendure uma foto em que esteja gordo para lembrá-lo do que não quer ser. Ao invés disso, escolha uma foto de quando era magro e saudável, para imprimir essa imagem em sua mente.

7. Não guarde as roupas "grandes"

Conforme diminui seu manequim, logo "perderá" suas roupas atuais. Mas, se colocá-las em uma sacola e guardá-las "por segurança", estará de forma subconsciente admitindo que poderá recuperar o peso. Se pensa seriamente em emagrecer desta vez, livre-se das roupas que estejam muito grandes. Lembre-se de que nunca mais precisará delas novamente.

> **O QUE AS PESSOAS DIZEM...**
>
> Eu pesava quase 108 kg quando comecei... Conforme os meses passavam, meu manequim diminuía rapidamente. Quando minhas roupas se tornavam muito grandes, doava-as para uma instituição de caridade. E aproveitava para comprar lá mesmo roupas de um manequim menor, pois não queria gastar muito com roupas enquanto continuasse perdendo peso. Em quinze meses, fui do manequim 54 para o 38 – e então enchi um guarda-roupa com roupas completamente novas e bonitas (Joanna, 49 anos, agora com 54 kg e manequim 38).

8. Participe de um grupo de emagrecimento

Se você é do tipo de pessoa que depende de um grupo de apoio, uma organização como os Vigilantes do Peso, por exemplo, pode ser uma ótima ideia para ajudá-lo a manter a dieta. Pesar-se semanalmente e receber encorajamento do líder e dos membros de seu grupo pode dar-lhe um incentivo extra para continuar o seu plano. Na maioria dos casos, você pode continuar a participar do grupo de graça, após alcançar o seu objetivo, para que os quilos não voltem – e ainda pode encorajar pessoas através do seu exemplo de sucesso.

> **DETONANDO MITOS**
>
> **Grupos de emagrecimento são humilhantes.**
>
> Não se aflija com isso. Você será pesado de maneira discreta, e seu peso não será revelado a ninguém. E dificilmente será a pessoa mais gorda do grupo. Além do mais, quem pode entender melhor sua luta do que outros que estejam no mesmo barco? Você receberá bastante apoio e compreensão.

9. Vista-se para impressionar

Talvez esteja esperando alcançar o peso ideal, antes de melhorar seu visual. Você pode pensar: "De que adianta tentar parecer bonito e vestir roupas bonitas, se estou gordo?". Mas, na verdade, ao investir em sua aparência, estará contribuindo com sua confiança e autoestima, que por sua vez melhorarão sua determinação. Comece a vestir-se de modo a valorizar sua forma, qualquer que seja o seu tamanho. Deixe de lado as roupas folgadas e escuras – elas só farão você parecer maior. Ao invés disso, escolha roupas mais ajustadas, com cores bonitas. As mulheres podem investir em um corte de cabelo, maquiagem e roupas íntimas novas e que lhes deem uma boa sustentação. Os homens podem aparar o cabelo com mais regularidade, vestir-se com esmero e investir em uma boa loção pós-barba. Assim, quase sem perceber, dará um impulso em sua meta e se sentirá mais forte e mais preparado para perseverar.

10. Visualize

Visualizações podem soar uma coisa um pouco *hippie*, mas muitas pessoas acham útil para manter o foco no resultado. Gaste alguns minutos na cama à noite para imaginar como quer ficar – magro, saudável, confiante, sentindo-se forte e bem consigo mesmo. Reforce essa imagem mental com o maior número de detalhes que conseguir, e isso o ajudará a se manter focado. Afirmações também podem ajudar. Você talvez se sinta bobo repetindo isso alto, mas frases como "sou magro, feliz e estou no controle" ou "não sou gordo, estou no comando" podem ajudá-lo a dizer "não" quando desejos não saudáveis atacarem.

• •
OPA, TIVE UMA RECAÍDA

É inevitável que, cedo ou tarde, você tropece. Talvez ceda a tentações e acabe comendo chocolates ou salgadinhos. Talvez tome diversos drinques em uma noitada ou descubra ser impossível passar longe de lanchonetes com frituras no caminho para casa. Ou, se é do tipo perfeccionista, um único biscoito pode ser o suficiente para empurrá-lo da beirada, levando-o a pensar: "Agora que arruinei a minha dieta, talvez coma o resto do pacote e mais um tamanho família por simples prazer!".

Então, esteja preparado. Se escorregar por um dia na dieta, simplesmente deixe isso para lá e comece tudo novamente. Adicione alguns exercícios extras no dia seguinte, se isso fizer você se sentir melhor. E lembre-se: uma escorregadela não arruinará toda a sua dieta, mas jogar a toalha de uma vez, sim.

Agora é com você!

Se a dieta falhou no passado porque você escorregou e achou impossível retomá-la, decida agora não deixar isso acontecer novamente. Lembre-se de que não é perfeito e que cometerá erros, mas que isso não significa fracasso total. Comece juntando suas ferramentas motivacionais agora, antes de iniciar o novo estilo de vida. Prepare seu gráfico de progresso e agenda de dieta, peça à família e aos amigos que fiquem do seu lado e comece a fazer as visualizações.

10. MANTER O PESO IDEAL PARA SEMPRE

Se quer permanecer esbelto desta vez, não pode ver sua dieta e seu programa de exercícios como uma correção temporária a ser abandonada – você deve tratá-los como uma mudança de estilo de vida permanente. Se retornar a seus hábitos antigos, voltará a engordar e terá de começar tudo de novo.

Contudo, uma vez que tenha atingido sua meta, você pode dar-se ao luxo de relaxar um pouco. Na verdade, terá de fazê-lo, pois, do contrário, seu peso continuará a diminuir e poderá ficar abaixo do peso. É aí que entra o plano de manutenção.

Ache um meio-termo para ser feliz

Encontrar o equilíbrio entre *energia para dentro* versus *energia para fora* a fim de manter o manequim que conquistou é um processo de tentativa e erro. Tem muito a ver com descobrir o que funciona para você enquanto indivíduo. Mas deve fazer isso lentamente. Se a ingestão de calorias crescer rápido demais, seu corpo pode reagir estocando isso em forma de gordura.

Especialistas sugerem acrescentar por volta de 200 calorias ao que lhe é permitido diariamente (através de porções levemente maiores ou lanches saudáveis) e monitorar o peso por umas duas semanas. Se o peso continuar a diminuir, acrescente outras 100 a 200 calorias por dia e veja o que acontece. Se o peso começar a aumentar novamente, retire 100 calorias e continue vigiando o ponteiro da balança. Ao final, encontrará a quantidade de calorias que manterá seu peso estável. Continue fazendo uma dieta variada com muitas frutas e vegetais, carboidratos saudáveis e proteínas com baixo teor de gordura, e não terá como errar.

O QUE AS PESSOAS DIZEM...

Depois de perder por duas vezes mais de 25 kg, eu estava determinada a não ter de fazer isso novamente. Desta vez, ao invés de cair de novo em velhos hábitos, continuei a comer saudavelmente, checando as calorias ingeridas de tempos em tempos e pesando-me a cada mês. Também permaneci ativa, ao invés de voltar a ser um bicho-preguiça. Levo meus dois cachorros para longas caminhadas todos os dias, e vou com minha neta para a natação toda semana. Tenho muita energia e consigo facilmente subir as escadas até o terceiro andar de meu escritório. Desta vez, estou conseguido manter o peso, e já por três anos consecutivos (Sandy, 53 anos, agora com 62 kg e manequim 40).

Continue se exercitando

Uma das chaves para comer bem e não voltar a ganhar peso é o exercício regular. Ao queimar energia, mantendo seu metabolismo funcionando com eficiência e sustentando uma boa massa muscular, você descobrirá que pode ficar bem mais relaxado a respeito do que come. Permaneça ativo e seu corpo manterá naturalmente o peso, o que significa que poderá apreciar suas guloseimas favoritas (moderadamente!).

Assim, apenas por ter alcançado sua meta, não desista de se exercitar. Você pode decidir fazer menos sessões por semana, se isso lhe agradar. Mas continue desafiando seu corpo e testando diferentes tipos de atividades, para manter-se ativo. Continuar a se exercitar também ajudará a manter o coração sadio e a pressão sanguínea estável, e reduzirá o risco de diferentes e numerosos problemas cardíacos.

Tenha uma estratégia pronta

É uma boa ideia continuar monitorando o peso – talvez a cada semana ou a cada quinzena. Você é apenas humano e, mais cedo ou mais tarde, os ponteiros da balança podem mover-se para cima outra vez, já que prestará menos atenção ao tamanho das porções que estará ingerindo, cederá à tentação do pacote de biscoitos e terá menos tempo para se exercitar, ou à medida que seu metabolismo se alterar naturalmente, quando envelhecer. É bem melhor entrar em ação quando apenas uns poucos quilos se manifestaram, do que perceber, repentinamente, que ganhou muito peso e se achar diante de um desafio bem maior.

Tenha uma estratégia pronta e cortará o mal pela raiz, antes que saia de controle. Reveja o tamanho de suas porções, ou volte a manter um diário de alimentação por umas duas semanas. Você está comendo mais do que se dá conta? Reflita sobre seus níveis de atividade. Você se tornou mais sedentário com o passar do tempo?

Volte a contar calorias ou retorne à dieta praticada e testada por uns tempos, para restabelecer um plano de alimentação saudável. Ou tente adicionar uma sessão extra de exercícios semanais. Rapidamente terá seu peso sob controle novamente – antes que ele comece a controlar você.

Sete segredos de pessoas magras

Agora você é uma pessoa magra – mas pode levar algum tempo para que comece a se sentir e a pensar como uma pessoa esbelta. Nesse meio-tempo, comece a copiar o comportamento de pessoas naturalmente esbeltas, e estabelecerá hábitos que o ajudarão a manter-se em boa forma por toda a vida.

1. Sempre tome o café da manhã

Como explicado no capítulo 8, estudos mostram que pessoas que regularmente tomam o café da manhã têm mais probabilidade de ser magras do que aquelas que pulam a primeira refeição do dia. Se está sempre com pressa pela manhã, leve algo saudável para comer durante o trabalho – talvez algum cereal com baixo teor de açúcar e iogurte, ou uma tigela de mingau com um punhado de sementes, que pode ser aquecido no micro-ondas.

2. Somente coma quando sentir fome

No mundo ocidental, há tanta comida que muitos de nós perdemos a noção do que seja sentir fome. Além disso, muitos de nós desejamos os alimentos pelo seu sabor, para aumentar a energia, por razões emocionais, ou simplesmente por hábito e associação. Mas pessoas naturalmente magras só comem quando se sentem fisicamente famintas. Assim, antes de colocar algo na boca, pergunte-se: "Estou com aquela sensação de vazio em meu estômago que indica que meu corpo quer comida?". Em caso negativo, espere uma hora e veja como se sente.

3. Pare quando estiver satisfeito

Comece a comer mais devagar e com consciência, aproveitando cada porção e dando tempo ao estômago para se comunicar com o cérebro. Ao invés de comer até se empanturrar, ou sempre limpar o prato, como lhe foi ensinado quando era criança, pare regularmente para perguntar a si mesmo: "Estou satisfeito?". Se estiver, coloque o garfo e a faca na mesa e não continue comendo apenas por comer.

4. Mantenha-se ativo

Estar em forma não é só malhar. Pessoas naturalmente magras tendem a ser mais enérgicas em geral. Então, escolha opções ativas. Use as escadas, ao invés do elevador. Ande, ao invés de ir de carro. Leve as crianças ao parque na tarde de domingo, ao invés de ficar sentado na frente da TV. Cada ação ajudará a manter o seu metabolismo sob controle.

5. Veja a comida como combustível

Se você tende a comer quando está triste, sozinho ou entediado, ache outras maneiras de preencher esse vazio. Pessoas naturalmente magras geralmente não têm um relacionamento forte entre sentimentos e comida. Elas veem comida como um prazer e combustível – não como uma recompensa, punição ou conforto. Encontre outras maneiras de lidar com suas emoções.

6. Sente-se à mesa

Fuja do hábito de ficar ruminando em frente da TV, de comer enquanto faz alguma coisa ou de petiscar à mesa. Sente-se à mesa para comer sua refeição, desligue a TV e outros aparelhos eletrônicos e saboreie a comida. Você aproveitará mais a refeição, a digestão será melhor e provavelmente comerá menos de um modo geral.

7. Coma primeiro o que deve, e depois o que gostaria

Alimente-se com muitas comidas saudáveis que possam nutrir seu corpo. Depois, então, poderá deleitar-se com algo de que gosta. Mas, se comer as indulgências açucaradas antes, com certeza não terá apetite algum para os alimentos nutritivos de que seu corpo precisa.

> **O QUE AS PESSOAS DIZEM...**
>
> Quando eu pesava 98 kg, vivia pensando em comida e sempre estava ansiosa à espera da próxima refeição. Se ficava triste, me animava com um saco de salgadinhos ou um pedaço de bolo. Agora, como para viver, ao invés de viver para comer. Viver consiste em planejar o que posso fazer com o meu dia, e não em pensar no que vou comer. Vou à academia regularmente e tenho muita energia. Adoro usar roupas bonitas e com cores vibrantes. Estou feliz, com uma alegria contagiante, e meu marido ama o meu novo eu – nunca voltarei à minha versão antiga! (Janine, 29 anos, agora com 67 kg e manequim 42).

Agora é com você!

Parabéns! Você alcançou o seu objetivo e agora está com uma faixa de peso saudável para a sua altura. E, por continuar a ter uma vida ativa e saudável, será capaz de manter o peso conquistado. Tenha em mãos uma estratégia, se os quilos começarem a ressurgir, mas não deixe que seu peso se torne uma obsessão – ele já o impediu de aproveitar a sua vida o suficiente. Agora, você pode sentir e mostrar o seu melhor, aproveitar o fato de estar em forma e ativo, pois sabe que deu a seu corpo a chance de se manter saudável. É hora de aproveitar!

PARA A FAMÍLIA

Perder peso é um grande desafio para qualquer um. Requer uma grande mudança em termos de alimentação e empenho na cozinha, o que também pode afetar outros membros do lar. Significa também achar tempo para incorporar mais atividade à sua vida diária. Quando um membro da família decide que chegou a hora de se livrar do problema de peso, isso pode provocar um efeito de cascata no resto da família.

Você provavelmente tem bastante familiaridade com os efeitos negativos de quando se está acima do peso, o que pode ter afetado seus familiares por anos ou até mesmo décadas. A saúde deles pode estar prejudicada. Eles talvez tenham problemas em incorporar atividades diárias, como andar distâncias razoáveis ou correr atrás das crianças. Podem se sentir conscientes ou angustiados com sua aparência e terem baixa autoestima. Se a pessoa com problema de peso for seu cônjuge, isso pode também afetar seu relacionamento. Então, sem dúvida, você tenderá a encorajar seu parceiro a se tornar mais saudável e a conquistar melhor qualidade de vida com a perda de peso – e você, claro, também colherá as recompensas.

Por outro lado, você talvez já tenha acompanhado seu membro familiar na tentativa de entrar em forma no passado. E, talvez, frequentemente se mostre descrente e indague se essa nova tentativa terá mais sucesso que as anteriores. E, sim, há probabilidade de que ele algumas vezes sofra para se manter na linha. Mas, se quer que ele tenha sucesso desta vez, há maneiras de ajudá-lo.

Esteja disposto a adaptar seus hábitos alimentares

Se vocês fazem as refeições juntos enquanto casal ou família, estar preparado para ajustar um pouco os hábitos alimentares fará uma grande diferença para que esse membro da família seja capaz de manter uma dieta saudável. Isso não significa que precisará viver de folhas de alface ou que não poderá comer seus alimentos favoritos. Mas experimentar versões menos gordurosas de alimentos comuns ou receitas novas e saudáveis ajudará tremendamente, desde, é claro, que os outros membros da família estejam abertos a algo diferente. Ter de cozinhar e comer algo diferente do resto faz tudo parecer mais difícil. Se você for o principal cozinheiro da casa, fazer um esforço para tentar receitas novas e saudáveis será uma maneira maravilhosa de mostrar ao membro da família que o ama e que o está apoiando para que seus esforços deem resultado. Você talvez até perca alguns quilos.

Se os armários estiverem cheios de salgadinhos, biscoitos e chocolate, será mais difícil evitar a tentação. Se puder evitar ter esses alimentos em casa, ou se puder mantê-los em um lugar menos acessível, e não os comer na frente da pessoa que está de dieta, será mais fácil para ela se ater a seu programa de perda de peso.

Esteja preparado para participar de atividades

Assim como um plano de exercícios, seu familiar pode estar almejando adicionar mais atividades em sua vida diária. Isso pode incluir fazer caminhadas ou andar de bicicleta, ao invés de sentar-se na frente da TV, começar um novo *hobby* como o tênis, ou levar as crianças para nadar nos fins de semana. Estar disposto a adaptar seu tempo de lazer para se tornar mais ativo – ou talvez cuidar das crianças para permitir que seu familiar saia e aproveite – irá ajudar a melhorar seus níveis de atividade física. Ser mais ativo também beneficiará sua saúde e bem-estar e, assim, todos saem ganhando.

Dê um tempo extra a ele

É difícil se concentrar em suas próprias necessidades, quando se está sempre ocupado e estressado. Será de grande ajuda se seu familiar puder ter menos preocupações e mais tempo para ele mesmo. Você pode adquirir responsabilidades extras na casa para dar-lhe a chance de relaxar e cuidar de si mesmo? Pode cuidar das crianças algumas noites por semana para que ele possa ir à academia ou fazer uma caminhada? Está disposto a adaptar sua rotina para que ele possa dormir mais cedo duas vezes por semana? Qualquer coisa que baixe os níveis de estresse e dê algum tempo para si mesmo o deixará mais propício a alcançar os objetivos de perda de peso.

Mantenha-o encorajado

Conforme o tempo passa, seu familiar pode perder a motivação para perseverar na dieta e nos exercícios, especialmente se a perda de peso for lenta. Seu suporte e encorajamento farão toda a diferença. Se o entusiasmo para comer de forma saudável está minguando, lembre-o do por que deseja estar em forma. Se ele não está com disposição para ir à aula de ginástica, lembre-o de como se sentirá bem depois. Encoraje-o a manter a dieta apontando o quão longe já chegou. Aumente sua autoestima com elogios sobre sua nova forma física – talvez até se oferecendo para comprar uma roupa nova para que exiba seu novo manequim. E se ele tiver uma recaída, convença-o a não desistir de tudo e a voltar imediatamente ao programa de perda de peso. Ele provavelmente alcançará sucesso tendo você como líder de torcida.

	Planilha diária de dieta					
	café da manhã	almoço	jantar	lanches	calorias/ gorduras	exercício
2ª feira						
3ª feira						
4ª feira						
5ª feira						
6ª feira						
Sábado						
Domingo						

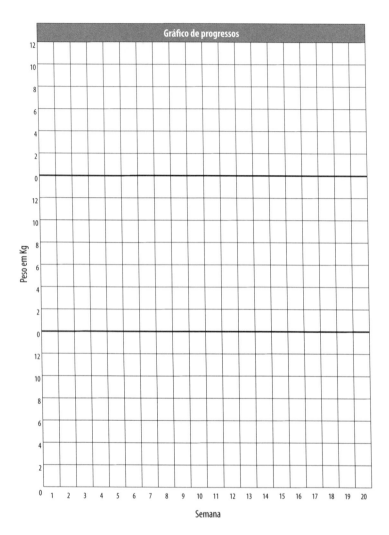

Impresso na gráfica da
Pia Sociedade Filhas de São Paulo
Via Raposo Tavares, km 19,145
05577-300 - São Paulo, SP - Brasil - 2016